罗 杰 编著

新编家庭医生百科

XINBIAN JIATING
YISHENG BAIKE

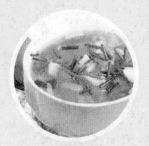
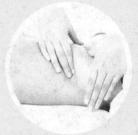
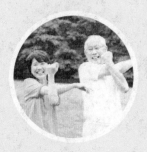
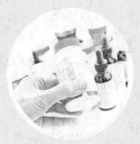

陕西出版传媒集团
陕西科学技术出版社

图书在版编目（CIP）数据

新编家庭医生百科/罗杰编著. —西安：陕西科学技术出版社，2013.12

ISBN 978-7-5369-5991-0

Ⅰ.①新… Ⅱ.①罗… Ⅲ.①家庭医学—手册 Ⅳ.①R4-62

中国版本图书馆 CIP 数据核字（2013）第 262022 号

新编家庭医生百科

出 版 者	陕西出版传媒集团　陕西科学技术出版社
	西安北大街 131 号　邮编　710003
	电话（029）87211894　传真（029）87218236
	http://www.snstp.com
发 行 者	陕西出版传媒集团　陕西科学技术出版社
	电话（029）87212206　87260001
印　　刷	北京建泰印刷有限公司
规　　格	710×1000 毫米　16 开本
印　　张	14.75
字　　数	215 千字
版　　次	2014 年 3 月第 1 版
	2014 年 3 月第 1 次印刷
书　　号	ISBN 978-7-5369-5991-0
定　　价	19.80 元

版权所有　翻印必究

FOREWORD 前言

拥有健康，才会拥有更加精彩的未来。如果年纪轻轻，或刚步入中老年时期就健康危机不断，始终无法摆脱各种疾病尤其是慢性病的困扰，甚至命悬一线，那么，谁还有心情或精力全身心投入到自己设计好的宏伟蓝图中去呢？

健康是人体的根基，是无形的财富。因此，拥有健康，就拥有了一份豪迈；拥有健康，便拥有了搏击人生的资本。为了让更多的人拥有健康快乐的人生，本着健康咨询服务的宗旨，以预防治疗为核心编写了这本《新编家庭医生百科》。这是一本不同于以往的家庭医生手册，本书在编写过程中，查阅了大量的古今文献、医学著作，并博采各临床专业专家学者们的经验和心得，力求去粗求精，删繁就简，以现代性、实用性、可操作性为特色，面向广大家庭。

全书共细分出十二部分，分别包括：儿科疾病、妇科疾病、五官科疾病、呼吸科疾病、心内科疾病、神经科疾病、消化科疾病、皮肤科疾病、内分泌科疾病、肿瘤科疾病、骨科疾病、外科疾病，充分保证了常见病知识的全面性，并针对病症的病因、症状进行了详细地阐述，精心设计了中医治疗、食疗药膳、健康提醒三个版块，以便读者可以根据自己的实际情况，随时随地采用。

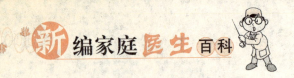

　　需要说明的是，在治疗的过程中，一定要明确病证，对证施治，不细分析病情的原委而胡乱治疗是不可取的，还应根据相关疗法进行科学有效的治疗，只有如此，才可做到有的放矢，药到病除。

　　总而言之，拥有本书，不管你是否具备医学相关知识，都能做到开卷有益，受益健康。衷心希望广大读者能更加了解自己的身体，从中得到防病治病的有效方法，成为自己的医生，远离疾病，保持健康。

编　者

目录 CONTENTS

儿科疾病

小儿发热 …………………………………………… 002

小儿腹泻 …………………………………………… 004

小儿佝偻病 ………………………………………… 006

小儿肺炎 …………………………………………… 008

百日咳 ……………………………………………… 011

风疹 ………………………………………………… 013

麻疹 ………………………………………………… 015

急性支气管炎 ……………………………………… 018

流行性腮腺炎 ……………………………………… 020

妇科疾病

痛经 ………………………………………………… 024

闭经 ………………………………………………… 026

不孕症 ……………………………………………… 028

更年期综合征 030
宫颈炎 032
急性盆腔炎 034
慢性盆腔炎 036
老年性阴道炎 037

五官科疾病

斑秃 040
白内障 042
急性结膜炎 044
鼻窦炎 046
急性鼻炎 047
慢性鼻炎 049
牙周炎 051
急性咽炎 053
慢性咽炎 055
口腔溃疡 057

呼吸科疾病

感冒 060
流行性感冒 062

目 录

急性支气管炎 **064**
慢性支气管炎 **066**
支气管哮喘 **068**
肺炎 **071**
肺结核 **073**

心内科疾病

心律失常 **076**
心绞痛 **078**
心肌梗死 **080**
高血压病 **082**
低血压 **085**
心力衰竭 **087**

神经科疾病

神经衰弱 **092**
偏头痛 **094**
三叉神经痛 **096**
坐骨神经痛 **098**

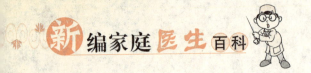

消化科疾病

急性胃炎 102
慢性胃炎 104
急性胃肠炎 106
消化性溃疡 108
细菌性痢疾 110
病毒性肝炎 113
肝硬化 115
脂肪肝 119
胆结石 121
胆囊炎 123
缺铁性贫血 125
肾盂肾炎 128
肾结石 130
慢性肾功能衰竭 131
便秘 133

皮肤科疾病

痤疮 136
疖 138
单纯疱疹 139
带状疱疹 141

目录

湿疹 143
荨麻疹 145
银屑病 147
白癜风 149
脓疱疮 150
接触性皮炎 152
神经性皮炎 153
尖锐湿疣 155
生殖器疱疹 157

内分泌科疾病

糖尿病 160
肥胖症 163
高脂血症 166
单纯性甲状腺肿 168

肿瘤科疾病

鼻咽癌 172
食管癌 174
乳腺癌 176
肺癌 178
胃癌 181

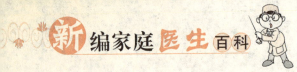

肝癌 183
肾癌 185
大肠癌 187
膀胱癌 189

骨科疾病

颈椎病 192
肩周炎 195
腰椎间盘突出症 197
类风湿性关节炎 200
骨质疏松症 202

外科疾病

破伤风 206
静脉曲张 207
痔疮 209
肠梗阻 212
急性乳腺炎 214
腹膜炎 216
急性阑尾炎 218
前列腺炎 221

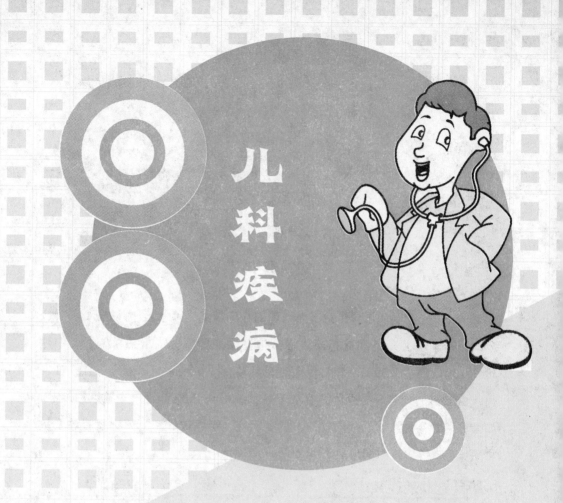

儿科疾病

小儿发热

小儿发热指以体温异常升高为表现的临床常见的症状。小儿吃奶、哭闹、运动后的体温上升不属此范畴。临床依体温高低分为：低热＜38℃，中热38℃~39℃，高热39℃~40℃，极热＞41℃。按发热原因可分为：感染性发热，由细菌、病毒、支原体、蛲虫等各种病原体感染引起；非感染性发热，如大量失血、脱水、内分泌异常、免疫反应、组织破坏、坏死组织吸收及散热功能障碍等皆可引起发热。

【症状表现】

1. 体温高于37℃，同时伴引起发热病因的相应症状。

2. 急性发热：多见于急性感染、中暑、突受惊吓、传染病，亦可见于大量出血、脱水、过敏、肿瘤、溶血等。

3. 慢性长期发热：常见于各种慢性感染性炎症，如慢性咽炎、扁桃体炎、中耳炎、泌尿系感染、结核感染、肝脓肿、风湿热、亚急性心内膜炎、骨髓炎、神经母细胞瘤等。并应结合流行病资料，考虑伤寒、副伤寒、钩虫病、慢性痢疾等传染性疾病。

【中医治疗】

1. 荆芥、防风各10克，桔梗、白芷、羌活、独活各6克，生姜3克，大枣2枚。水煎服。疏风散寒，辛温解表。适用于小儿发热，证属外感风寒，

儿科疾病

症见发热、恶寒、头痛、流清涕、鼻塞、舌淡红苔白、脉浮紧。

2. 金银花、连翘、芦根、牛蒡子各10克，薄荷、竹叶、桔梗、炙甘草各6克。水煎服。疏风清热，辛凉解表。适用于小儿发热，证属外感风热，症见发热、咽痛、口干、鼻塞、流浊涕、微恶风、汗出不畅、舌尖红苔薄黄、脉浮数。

3. 焦三仙、白术各10克，枳壳、陈皮、砂仁（打）、连翘各6克，川连3克。水煎服。消食化滞。适用于小儿发热，证属食积化热，症见食欲不振、面黄肌瘦、大便臭秽、身热起伏、舌红苔腐腻、脉滑。

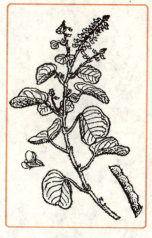

金银花

【食疗药膳】

西瓜番茄汁：番茄、西瓜肉各250克。上2味洗净，绞取汁液，混匀，代茶饮用。每日1剂。清热利湿，解暑除烦。适用于小儿暑热感冒，症见高热无汗、头痛、鼻塞流涕、身重困倦、胸闷泛恶、食欲不振或伴呕吐、腹泻等。

【健康提醒】

1. 发热时应多饮开水。
2. 饮食宜清淡，易消化，且营养丰富。
3. 居室通风，温度、湿度适宜，防止交叉感染。
4. 出现发热要积极查找原因。

小儿腹泻

小儿腹泻是指多种原因引起的以大便质稀、次数增多为主要表现的常见病。病因主要有感染（包括肠道和肠道外感染）、消化功能紊乱及药物、体质等因素。

【症状表现】

1. 大便次数增多，明显超过平日习惯的频率，大便稀，或呈水样、蛋花汤样。

2. 可伴有呕吐、腹痛、发热、食欲减退，严重者可引起脱水、酸中毒、电解质紊乱。

【中医治疗】

1. 藿香、薏米、茯苓各10克，白芷、苏叶、陈皮各6克，炒木香3克，生姜2克，大枣2枚。水煎服。疏风散寒止泻。适用于小儿腹泻，证属风寒腹泻，症见泻下清稀如水、便次频繁、腹痛、发热、恶寒、舌淡红苔白、脉弦紧或浮。

2. 焦三仙、莱菔子各10克，陈皮、连翘、枳壳各6克，砂仁（打）2克。水煎服。消食化滞，健脾止泻。适用于小儿腹泻，证属伤食腹泻，症见泻下臭秽夹食物残渣、纳呆脘闷、嗳腐、面色潮红、舌红苔厚腻、脉滑。

儿科疾病

3. 人参、莲子、乌梅、木瓜、山药、炙甘草各等量。水煎，去渣取汁，分 2 次温服，每日 1 剂。健脾益气，酸甘敛阴。主治小儿腹泻气阴两虚证。

【食疗药膳】

苹果泥：苹果 1 个。苹果洗净去皮、核，切片，放入碗内，加盖上笼蒸熟，捣泥喂食。健脾和胃，涩肠止泻。适用于小儿腹泻、口渴、不思饮食等。

【健康提醒】

1. 合理安排饮食，达到减轻胃肠道负担，恢复消化功能的目的。对轻型腹泻患儿可继续其日常饮食，暂停辅食；严重呕吐者暂时禁食；母乳喂养者继续哺母乳，暂停辅食；人工喂养者暂停牛奶和其他食物 4~6 小时。腹泻次数减少后，给予流质或半流质，如粥、面条等，少量多餐，随着病情的稳定和好转，可逐步过渡到正常饮食。

2. 不要滥用抗生素类药物，因为各种抗生素都有副作用，如引起厌食、恶心、呕吐等，有的还会影响肝、肾及造血功能，长期使用抗生素还会杀死肠道中能合成维生素的有益细菌，造成肠道菌群紊乱，从而加重腹泻。

3. 腹泻不论病情轻重，均需要及时治疗。如果患儿有体温高、腹泻次数多、精神状况差、吃奶无力、反应迟钝、恶心呕吐、腹胀明显、尿量少、皮肤弹性差、眼眶凹陷明显等情况，应及时送往医院诊治，以免贻误病情。

4. 发现患儿有营养不良和佝偻病时，尽早治疗；适当参加户外活动，增强体质，并注意气候变化，防止受凉或过热；夏天多喝水。

小儿佝偻病

小儿佝偻病，又称维生素D缺乏性佝偻病，也即通常所说的"软骨病"，是因体内维生素D不足引起的全身性钙、磷代谢失常，以致钙盐不能正常沉着在骨骼生长部位，最终引发骨骼畸形的一种全身性营养不良性儿科常见病。多见于3岁以下的婴幼儿，主要表现为多汗、夜惊、烦躁不安及骨骼改变。

造成小儿维生素D缺乏的原因有：日光照射不足；饮食中维生素D含量不足；早产儿肠道发育不成熟，对维生素D和磷、钙的吸收不好；患其他疾病影响了维生素D和磷、钙的吸收和利用。居住环境不良、营养缺乏则是佝偻病的主要发病原因。

【症状表现】

早期可出现一系列的精神神经症状：多汗，特别是吃奶或哭闹时，汗味臭；易激惹，夜惊、夜啼，烦躁，枕秃，囟门大、闭合迟，出牙迟，甚至可见方颅。胸部可见肋骨串珠、肋软沟、鸡胸、漏斗胸等。

四肢脊柱可见佝偻病"手镯"、"足镯"，脊柱侧弯，O形腿、X形腿，遇外伤时容易发生骨折，并常见肌肉、肌腱松弛，肌张力低下。

【中医治疗】

1. 黄芪、党参、白术、茯神、山药、当归、远志、莲子肉各10克，炙甘草、砂仁各3克。健脾益气。适用于脾气虚弱，症见多汗、夜惊、夜啼、肌

儿科疾病

肉松弛、枕秃、发黄稀疏、骨骼改变不明显、舌淡苔黄白腻或花剥、脉细弱。

2. 熟地、山药、山萸肉、茯苓、乌梅肉、枸杞子、川断、鹿茸、菟丝子、五味子各10克，生龙牡（先煎）20克，凤凰衣6克。补肾填精。适用于肾精亏损，症见骨骼改变、精神萎弱、手足发软、发育减慢、出牙延迟、反应迟钝。

3. 龙骨、牡蛎各50克，苍术15克，五味子5克。共研细末，每次服1.5克，加适量白糖或温开水冲服。每日3次，连服15天至3个月。主治小儿佝偻病。

【食疗药膳】

芝麻鱼豆粉：油炸小黄鱼500克，炒黄豆500克，芝麻酱250克。将油炸小黄鱼、炒黄豆共研细末，过筛，加芝麻酱调匀备用。补钙壮骨，适用于预防佝偻病。每次1小匙，每日3次，白开水送服，连续服用1~2年。

【健康提醒】

1. 患儿易出现神经精神症状，所以应为患儿提供良好的睡眠环境，保证患儿足够的休息和睡眠；房间内温度、湿度应适宜，盖被厚薄要适中。

2. 家长应带患儿定期进行户外活动，直接接受阳光照射。如在室内，应打开玻璃窗。

3. 佝偻病活动期应供给维生素D制剂，使每日维生素D的摄入量能满足患儿的需要。根据病情可采用口服法或突击治疗。

4. 提倡母乳喂养，同时添加各种富含矿物质及维生素的辅食，如蛋黄、鱼、蔬菜、水果等。按时按量补充维生素D，如治疗3个月不见好转，应去医院就诊，查找原因，切不可过多使用维生素D，以防中毒。

5. 如果患儿已有骨骼变形、胸部畸形，可让患儿做俯卧位抬头展胸运动；下肢畸形可做肌肉按摩，O形腿按摩外侧肌，X形腿按摩内侧肌，增加肌张力，以纠正畸形。

小儿肺炎

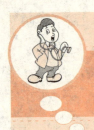

肺炎是小儿的常见疾病,临床以发热、咳嗽、气急、鼻煽为主要症状,多见于婴幼儿,一年四季均可发病,而以冬春季节气候变化时发病率尤高。多发于上呼吸道感染之后,也可继发于麻疹、百日咳等疾病。在体质虚弱和营养不良的小儿患本病后,病程较长,病情亦重,易合并心功能衰竭等症。小儿肺炎目前尚无统一的分类方法。根据病因,可分为细菌性肺炎、病毒性肺炎、支原体肺炎、霉菌性肺炎、吸入性肺炎、过敏性肺炎和坠积性肺炎等;按病变部位可分为大叶性(局灶性)肺炎、小叶性肺炎;按病程可分为急性肺炎(病程<1个月)、迁延性肺炎(病程1~3个月)和慢性肺炎(病程>3个月)。年长儿表现为大叶性肺炎,而婴幼儿则表现为支气管肺炎(播散性肺炎),病毒感染者常为间质性肺炎,体弱及佝偻病患儿的肺炎一般为间质性肺炎,病程多迁延。

【症状表现】

1. 婴幼儿肺炎:一般为支气管肺炎。表现为:起病急,发热(体温38℃~39℃),咳嗽,气急,烦躁不安,面色苍白,食欲减退,有时可伴有呕吐、腹泻等症状。早期体征可不明显,婴幼儿可表现为拒奶、吐沫,而无咳嗽。重症患儿呼吸急促,呼吸频率增快超过40次/分;可出现点头呼吸,三凹征,口周、指甲青紫。两肺可闻及中、细湿啰音。若有病灶融合扩大,可

儿科疾病

闻及管状呼吸音,叩诊可呈浊音。合并心衰时患儿脸色苍白或紫绀,烦躁不安,呼吸困难加重,呼吸频率超过60次/分,有水肿、心音低钝、心率突然增快,超过160~180次/分或出现奔马律及肝脏短时间内迅速增大。

2. 年长儿肺炎:以大叶性肺炎和支原体肺炎为常见。

(1)大叶性肺炎:起病急,高热(体温39℃~40℃),寒战,烦躁,谵妄,早期气促,胸痛,咳嗽(不多),约3~4天后,出现咳铁锈色痰。

(2)支原体肺炎:起病急或缓,体温可高可低,咳嗽渐重,呈刺激性频咳,咯出黏痰,乏力,头痛或胸痛。

【中医治疗】

1. 麻黄、甘草各3克,杏仁、葱白、莱菔子、淡豆豉各10克,荆芥、半夏各6克。辛温宣肺,化痰止咳。适用小儿肺炎,证属风寒闭肺型,症见发热无汗、呛咳气急、痰白而稀或多泡沫、口不渴、舌苔薄白或白腻、舌质淡或淡红、脉浮紧。

2. 麻黄1.5~5克,杏仁4~8克,生石膏15~25克,甘草1~4克,桔梗4~10克,黄芩、双花各6~10克,淡竹叶10~15克,陈皮5~10克,茯苓8~10克。每日1剂,水煎服。主治小儿肺炎。

3. 鱼腥草8克,桃仁、杏仁、丹参、桑白皮、浙贝各6克,桔梗、生甘草各3克,黄芩、地龙、车前子各5克。水煎,每日1剂,分3次内服;小于2岁者药量减半,少数患儿酌情使用抗生素。主治小儿肺炎。

4. 生姜汁25毫升,梨汁、萝卜汁、茅根汁各50毫升混匀,与蜂蜜装入瓷罐内煮沸

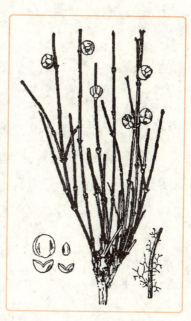

麻黄

备用，每次服1汤匙，开水冲服，每天3次，连服数天。

> **【食疗药膳】**
>
> **银耳雪梨膏**：银耳10克，雪梨1个，冰糖15克。梨去核切片，加水适量，与银耳同煮至汤稠，再掺入冰糖溶化即成。每日2次，热饮服。养阴清热，润肺止咳。适用于阴虚肺燥，干咳痰稠及肺虚久咳之症。银耳滋阴润肺，养胃生津，为补益肺胃之上品；雪梨清肺止咳；冰糖滋阴润肺。因此用于阴虚肺燥之证者颇佳。

【健康提醒】

1. 居室保持空气新鲜，定时通风换气，避免对流风，室温最好维持在18℃~22℃，湿度维持在60%左右，湿化空气，避免干燥空气吸入气管，使痰液不易咳出。冬春季节少到公共场所。

2. 多晒太阳，锻炼身体，增强体质，及时增减衣服。

3. 患儿食欲下降、呕吐、腹泻可导致营养不良，故应及时补充。尽量鼓励病儿多进食，可少食多餐。

4. 积极治疗佝偻病、小儿贫血和营养不良。

5. 避免交叉感染，轻症可在家中或医院门诊治疗。

6. 喂水进食时应将婴儿上身抬高，以避免饮食物呛入气道。

7. 及时清除鼻咽部分泌物，保持呼吸通畅。

8. 勤翻身，多拍背，以利痰液排出。

9. 对重症患儿应注意观察呼吸、心率，预防各种并发症。

儿科疾病

百日咳

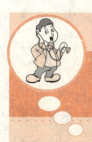

百日咳是由百日咳嗜血杆菌感染引起的小儿常见的急性呼吸道传染病。主要表现为阵发性痉挛性咳嗽伴有深长的"鸡鸣"样吸气性吼声，如未得到及时有效的治疗，病程可迁延数月左右，故称"百日咳"。该病传染性很强，常引起流行，以冬、春两季节多见。致病菌通过飞沫直接传播的，一般在患儿2.5米的范围内传染。患儿从发病前1~2天到病程6周内，均有传染性，以病初2~3周最强，成年人也可被传染。患儿的年龄越小，病情越重，可因并发肺炎、脑病而死亡。患儿感染后可以获得持久免疫力，患第二次百日咳者极少。自开展疫苗接种后，该病的发病率明显下降。

【症状表现】

百日咳的患儿，一般是在发病前1~3周曾接触过百日咳的感染者，而后，出现临床症状。起初的1~2周主要表现为上呼吸道感染的症状，如发热、轻微咳嗽、流鼻涕、眼结膜充血、流泪等。于病程第二周开始，其他症状逐渐消失，而咳嗽加重，表现为阵发性成串、紧接不断的咳嗽，可连续咳嗽数十声，直至咳出黏稠痰液或者吐出胃内容物，并且伴有深长吸气，当空气进入痉挛的声门时，发出高调的鸡鸣样声。咳嗽发作时，患儿面红，嘴唇发紫，双眼圆睁，双手握拳屈肘，舌向外伸，颜面水肿，面部、眼结膜有出血点，身体弯曲成团。咳嗽白天轻夜间重。间歇期患儿进食、精神状态良好，

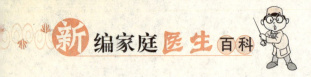

外观无病态。剧烈咳嗽时,患儿会因为小血管破裂引起咳血,严重时引起颅内出血和呼吸暂停。上述症状持续2~4周,症状开始缓解,咳嗽发作次数减少,程度减轻,疾病逐渐恢复。但在受到浓烟刺激或者有上呼吸道感染时,可以再次出现阵发性咳嗽。

【中医治疗】

1. 桑叶、桑白皮、菊花、牛蒡子、杏仁、贝母、前胡各10克,桔梗、防风、蝉衣各6克。水煎服。疏风宣肺。适用于百日咳,证属风邪郁肺的初咳期,症见初起咳嗽、喷嚏、流涕,或伴发热;2~3日咳嗽渐增,痰稀白、量不多,或见痰稠不易咯出、咳声不畅、夜间为重、舌质淡红、苔薄白或薄黄、脉浮。

2. 白茅根15克,桑白皮、黄芩、钩藤、白僵蚕、炙杷叶各10克,川贝母、半夏、苏子、山栀各6克。水煎服。泻肺镇咳。适用于百日咳,证属痰热闭肺的痉咳期,症见咳时连咳持续,咳毕有鸡啼样吸气性回声,必待吐出痰涎及食物后痉咳才得暂时缓解,咳时弯腰曲背,引颈伸舌,面赤眼睑水肿,甚至眼睛出血,舌下系带溃疡,舌红苔黄,脉滑数。

3. 沙参、太子参、麦冬、五味子、生黄芪、玉竹、天花粉、杏仁各10克,生甘草6克,全栝楼15克。水煎服。润肺健脾。适用于百日咳,证属气阴两虚的恢复期,症见咳嗽逐渐减轻;或见干咳少痰、多汗、舌质红、舌苔光剥或少苔、脉细数;或见咳声无力、精神萎顿、食欲不振、舌淡苔白、脉虚弱无力。

【食疗药膳】

鸡蛋川贝蒸:川贝6克,鸡蛋1枚。将鸡蛋敲出一个像花生仁般大小的孔,然后把川贝研为细末,倒入鸡蛋孔内,外用湿纸封闭,放入锅内蒸熟。每次吃1枚,每日2次。润肺止咳、利尿化痰。多用于百日咳痉咳期。

儿科疾病

【健康提醒】

1. 对百日咳患儿要注意营养的供应,由于咳嗽常常会引起呕吐,所以应少量多餐,在呕吐和咳嗽后立即进食,注意维生素、蛋白质和钙剂的补充,避免影响生长发育。

2. 要有充分的休息及足够的睡眠,保持空气清新,防止刺激性气味诱发患儿痉挛性咳嗽。

3. 当痰液黏稠不易咳出时,可用糜蛋白酶和5%氢氧化钠混合,雾化吸入,使痰液变稀,容易咳出。

4. 凡确诊的百日咳患儿应立即隔离至病后40天,或隔离至痉咳后30天。

5. 接触百日咳病人后,要观察21天,并服用红霉素3~5天。

6. 6个月至6周岁儿童可注射百白破疫苗进行百日咳的主动免疫。

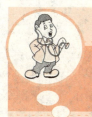

风　疹

风疹是由风疹病毒感染引起的急性传染病。患儿于出疹前1周至出疹后5天均有病毒排出,它可以通过呼吸道传播,也可以通过口、鼻、眼的分泌物直接接触传播,传染性强。多见于幼儿,冬、春两季容易发病。孕妇在妊娠早期3个月内感染风疹病毒后,可以经过胎盘传染给胎儿,发生先天性风疹,出现心脏、眼、耳等器官畸形。

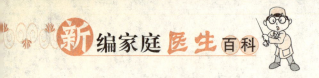

【症状表现】

1. 患儿与风疹病人接触1~3周后，出现低热、咳嗽、流涕、咽痛、结膜充血、头痛、腹泻、呕吐等不适症状，还可以伴有耳后、颈部淋巴结肿大，一般在风疹出现后不再继续增大，在1周内消失。于发热1~2天后，开始出现风疹，风疹首先由面部迅速遍及颈部、躯干、四肢。

2. 风疹发展迅速，1天内出齐。第2天面部皮疹消退，3~5天消退完全。出疹后，全身症状很快消失。体温多在出疹后2~3天恢复正常，若体温持续不退或者退后又升，可能有继发感染的情况发生。

3. 先天性风疹综合征的患儿在出生时即有体重不足、肝脾肿大、血小板减少引起紫红色出血斑点、黄疸、心脏畸形等，若在新生儿期无症状，可在以后出现白内障、青光眼、耳聋、小眼球、小头畸形、骨发育不良以及智力障碍等。

【中医治疗】

1. 银花、连翘、竹叶、牛蒡子各9克，桔梗、甘草、荆芥、薄荷、淡豆豉各6克。疏风清热。适用于邪郁肺卫，症见恶风发热，咳嗽流涕，目赤喷嚏，精神倦怠，胃纳欠佳，疹色浅红、先起于头面、继发于身躯、分布均匀、稀疏细小，2~3日消退，有瘙痒感，耳部及枕部有硬结，按之疼痛，舌苔薄黄，脉浮数。

2. 银花、玄参各15克，蝉衣、薄荷各6克，生石膏24~45克（2岁以下24克，2~5岁30克，5岁以上45克），紫草9~15克，每日1剂，水煎2次，取汁250毫升，分5~6次服完。

【食疗药膳】

百合粥：百合30克，大米100克，两样同煮成粥。润肺养肺，可长期服用。

【健康提醒】

1. 加强护理，防治并发症。发热时卧床休息，给予足够的水分和容易消

儿科疾病

化含有丰富营养的食物,以流质或半流质为主,如牛奶、稀粥、蛋羹等,多喝开水,多吃水果和蔬菜、以补充维生素。

2. 保持住室的空气新鲜,温度、湿度适宜。注意口、眼、皮肤的清洗,可用棉花沾湿生理盐水清洗五官,年龄大的患儿可用盐开水漱口,在清洗完鼻腔分泌物后,可涂以石蜡油或金霉素软膏,以保护鼻腔黏膜。

3. 风疹的病情较轻,并发症少,预后良好。风疹患儿在得病后可以获得终身免疫,不会第二次发病。

4. 预防风疹可以采用疫苗预防,有效期在7年以上。最理想的接种时间为学龄儿童和要结婚的女子。由于这种风疹活疫苗接种妊娠妇女时,可把病毒经胎盘传播给胎儿,引起不良后果。因此,育龄妇女接种风疹活疫苗,一定要在怀孕前3个月进行,也就是说在注射疫苗后至少3个月应避孕。有接触史的患儿,可于接触后5天内注射丙种球蛋白,以减轻或抑制症状。

5. 风疹患儿从出疹前7天至出疹后7天均有传染性,要隔离。为了防止先天性风疹综合征,妊娠期的女性不应接触风疹病人,如果家庭成员中有人患风疹,一定要采取严格的隔离措施,防止孕妇受累。妊娠早期的女性一旦患了风疹,应终止妊娠,并劝其间隔3年后再怀孕。

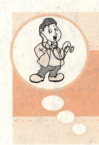

麻疹

麻疹是麻疹病毒引起的急性呼吸道传染病,是儿科最常见的急性病毒性

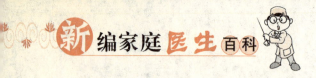

传染病。主要表现为发热、咳嗽、流涕、眼结膜充血、口腔黏膜有红晕的灰白小点。具有高度传染性,通过呼吸道传播,也可通过接触麻疹病人的口、鼻、眼部分泌物传播。患者在潜伏期末2~3天至出疹后5天,均有传染性。未患过麻疹或者未接种过麻疹疫苗者接触麻疹病人后,10~14天出现临床症状。婴幼儿发病多见,常发生在冬春季。

【症状表现】

1. 发病初期的症状类似上呼吸道感染,表现为发热,体温在39℃~40℃,伴流泪、喷嚏、流鼻涕、干咳、咽部及结膜充血、眼睑水肿、畏光、全身不适、食欲减退、精神不振等,婴幼儿可有消化系统症状,如呕吐、腹泻、腹痛等。

2. 起病2~3天,口腔内双颊黏膜上、下磨牙外侧可见直径0.5~1毫米的白色斑点(麻疹黏膜斑),周缘红晕,在出疹后2~3天内逐渐消失。发病后3~5天,体温最高时,在耳后、发际、额面、颈部、躯干、四肢、手足心等出现麻疹。开始麻疹颜色为玫瑰色,1~4毫米,略高出皮肤,而后,颜色加深呈暗红色,可以融合成片,但疹间有正常皮肤。

3. 出疹时同时可以伴有全身症状加重、体温升高、精神差、嗜睡、烦躁、咳嗽加重、呕吐、腹泻等。

4. 出疹后3~5天,发热渐退,麻疹按出疹顺序消退,同时麻疹颜色逐渐变为棕褐色,留有糠皮样脱屑和褐色的色素沉着,1~2周后才能完全消失。发热渐退,全身症状好转,精神食欲恢复,上呼吸道症状很快消失。

5. 麻疹时可见多种并发症,如喉炎、肺炎、心肌炎、脑炎等。

【中医治疗】

1. 鲜芦根70克(或三椿柳100克),水煎2次,煎成1碗,1日分3~4次服完。适用于麻疹前驱期。

2. 生石膏、连翘、牛蒡子、芥穗、葛根各10克,杏仁7克,薄荷3克。上药加水1碗煎成半碗,分2~3次服,连服数剂。清热透邪。适用于麻疹发疹期。

3. 生甘草、桔梗、生地、麦冬各10克,银花20克,射干5克,元参15克。水煎,1日分2次服。适用麻疹并发喉炎。

4. 香菜150~200克洗净,浸泡在200克的50%酒精中,约泡7天即可,用时可以香菜蘸酒擦遍患儿全身。适合于高烧、疹子出得不快。

【食疗药膳】

荸荠萝卜粥:鲜荸荠10个,萝卜汁500毫升,粳米30克,白糖适量。将鲜荸荠削皮,与鲜萝卜汁一同煮开,入粳米煮粥,粥熟时加入适量白糖即可。清热养阴,解毒消炎。适用于疹后伤阴咳嗽者。

【健康提醒】

1. 卧床休息至体温恢复正常。保持温、湿度适中,室内空气流通,新鲜,阳光不能直接照射患儿。经常擦洗皮肤,保持口鼻眼清洁,防止继发感染。

2. 给予流食、半流食及清淡容易消化的食物,如牛奶、豆浆、蛋羹、水果等,补充维生素,加强营养,禁食辛辣食物,要多喝开水、热汤,促进血液循环,使麻疹容易发透。

3. 对患者要早发现、早隔离、早治疗。成人也要防止麻疹感染。

4. 在麻疹流行区,在接触麻疹2天内接种疫苗,可以防止发病,或减轻症状;也可以在接触麻疹5天内肌肉注射丙种球蛋白或胎盘球蛋白,能够避免麻疹,若5天后注射,仅能减轻症状。

5. 患儿应隔离至出疹后6天,如并发肺炎时,应延长至出疹后10天。患儿的衣服、被褥、玩具等,应在室外阳光晒1~2小时,达到消毒目的。

6. 预防麻疹要加强小儿的体育锻炼,提高机体抵抗力。麻疹流行期尽量少带患儿去公共场所(尤其是医院),少串门,以减少感染和传播机会。注意个人及环境卫生,不挑剔食物,多喝开水。

急性支气管炎

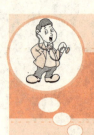

急性支气管炎是小儿时期常见的一种呼吸系统疾病,往往继发于上呼吸道感染之后,也常为肺炎的早期表现。主要表现为咳嗽,伴有(或不伴)支气管分泌物增加,常并发或继发于呼吸道感染,并为麻疹、百日咳及其他急性传染病的一种临床表现。病原体为各种病毒或细菌,常在病毒感染基础上继发细菌感染,一般要使用抗生素,如能及时治疗,多能控制病情,预后良好。但如果不予注意,治疗不及时,可发展为支气管肺炎。

【症状表现】

1. 起病可急可缓,大多先有上呼吸道感染症状,也可突然出现频繁而较深的干咳,以后逐渐转为湿性咳嗽。发热热型不定,常为低热,重者可达38℃~39℃,2~3日即退。

2. 婴幼儿可伴有呕吐、腹泻等消化道症状;年长儿可诉头痛、胸痛、全身不适等症状。体征随病程不同而异,可见咽腔充血,呼吸增快,肺部有时可听到干湿啰音,常在咳嗽后或体位改变时减轻或消失。

【中医治疗】

1. 前胡、苏叶各10克,杏仁、半夏、荆芥各6克,麻黄3克,生姜3片。水煎温服,每日2次,每日1剂。适用于急性支气管炎,证属风寒咳嗽型,症见咳嗽声重较急、痰白清稀、鼻塞流涕、恶寒无汗、咽痒、发热或不

儿科疾病

发热、头痛、苔薄、脉浮。

2. 桑叶、菊花、连翘、枇杷叶各10克,杏仁、前胡、桔梗、黄芩各6克。水煎,每日1剂,分2次服。适用于急性支气管炎,证属风热咳嗽型,症见咳痰不爽、痰黄稠黏、口渴咽痛、鼻流浊涕、发热、头痛、有汗、舌苔微黄、脉浮数。

3. 半夏、橘红、杏仁、白术、茯苓、太子参各10克,苏子6克,白芥子、细辛各1.5克,生姜3片,大枣3枚。水煎,每日1剂,分2次服。适用于急性支气管炎,证属痰饮咳嗽型,症见咳嗽、痰多色白而黏、容易咳出、胸脘痞闷、食欲不振、苔白腻、脉滑或濡滑。

4. 麻黄3克,生石膏15~20克,杏仁、黄芩、前胡、苏子各6克,川贝母、栝楼仁各10克,莱菔子5克。水煎,每日1剂,分2次服;必要时可每日2剂。适用于急性支气管炎,证属热痰壅肺型,症见咳嗽痰多、稠黏难咯出、发热面赤、目赤唇红、烦躁不安、小便黄少、大便干燥、苔黄、脉滑数。

【食疗药膳】

橄榄煲萝卜:青橄榄250克,白萝卜500~1000克。煎汤代茶,分多次服用。适用于风热犯肺型支气管炎。

【健康提醒】

1. 患儿应减少活动,增加休息时间。室内空气保持新鲜,适当通风换气,但避免对流风,以免患儿再次受凉。

2. 鼓励患儿多喝水,给予易消化、营养丰富的饮食,发热期间进食流质或半流质饮食。

3. 增加室内湿度,以湿化空气,稀释分泌物。对咳嗽无力的患儿,须经常变换体位,轻轻拍打背部,使痰易于排出,保持呼吸道通畅。

4. 热度不高者不需特殊处理。高热时采取物理降温或药物降温措施,防止发生惊厥。

5. 急性支气管炎发作出现咳喘重、鼻煽、口周发绀等缺氧表现时，需住院治疗，以防发生脑缺氧和心力衰竭。

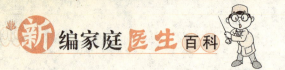

流行性腮腺炎

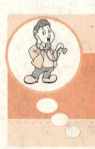

流行性腮腺炎是由流行性腮腺炎病毒感染引起的一种小儿常见的急性呼吸道传染病。病毒可以通过飞沫等经口、鼻进入易感者，侵入血液，对各种腺体、组织发生损害。在腮腺肿大前数日至整个腮腺肿大期间均有传染性。感染后可以获得持久的免疫力，一生中患2次的少见。四季均可发病，以冬春季为高峰，以年长儿及青少年，即5～15岁的群体发病最多。该病在集体儿童机构内广为流行。

【症状表现】

潜伏期为2～3周，前驱症状一般表现为程度不等的发热、全身乏力、食欲差、头痛、呕吐、咽痛等，持续1～2天出现腮腺肿大。腮腺肿大常先出现于一侧，1～4天对侧也开始肿大。以耳垂为中心，呈弥漫性向周围扩大，但是边缘不清，表面皮肤不发红，可有热感，有轻度压痛，触之有弹性，张口及咀嚼尤其是进食酸性物质时疼痛加重。口腔黏膜近第二臼齿处的腮腺导管开口红肿。腮肿约3～5天达到高峰，8～10天全部消肿。

流行性腮腺炎是全身性疾病，流行性腮腺炎病毒不仅会影响腮腺，而且

儿科疾病

会影响其他腺体和中枢神经系统，产生其他疾病，常见的有：

1. 脑膜脑炎是流行性腮腺炎最常见的并发症。可出现于腮腺肿大之前6天内、腮腺肿大同时，也可见于腮肿消失后2周。主要表现为发热、头痛、呕吐、嗜睡、颈部僵硬、神志改变等。3～10天后症状消失，体温恢复正常。总的预后良好，常无后遗症发生，但是若症状不典型，不能及时诊断或治疗，也会出现死亡或留有神经系统后遗症。

2. 12岁以上的青少年容易并发睾丸炎或卵巢炎，以前者多见，多为单侧。主要表现为腮肿减退时出现发热、寒战、头痛、恶心、呕吐、局部疼痛、睾丸肿胀、变硬等症状，随着体温消退，疼痛和肿胀消失，而坚硬可以持续较久。由于严重的睾丸炎可使睾丸萎缩，失去功能，影响生育能力，导致不育，所以预防睾丸炎的发生是很重要的。女孩卵巢炎少见，症状轻，仅有下腰酸痛，不易确诊，但可以造成不孕。

3. 胰腺炎的发生在流行性腮腺炎时少见，但一旦发生则病情严重。主要表现为突然出现上腹部剧烈疼痛和明显的压痛、紧张感，并伴有高热、寒战、呕吐频繁、腹泻、腹胀等症状。经过3～7天逐渐消失，病人完全恢复正常。

4. 流行性腮腺炎还可能会并发听力障碍、角膜炎、泪腺炎、巩膜炎、视乳头炎、虹膜结状体炎、甲状腺炎、心肌炎、关节炎、肾炎、肝炎等疾病。

【中医治疗】

1. 板蓝根、忍冬藤各15克，夏枯草、白僵蚕、赤芍、连翘各10克。水煎服，每日1剂，分2次服。清热解毒，软坚消肿。主治流行性腮腺炎。

2. 柴胡、葛根、花粉、黄芩各6克，生石膏、板蓝根各10克，牛蒡子（炒）、连翘、桔梗各3克，升麻2克。水煎，去渣取汁，分2次温服，每日1剂。和解少阳，清热解毒。主治流行性腮腺炎温毒在表证。

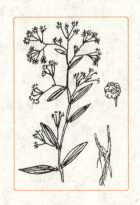

柴胡

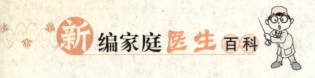

症见腮部肿胀酸痛、往来寒热、口干而呕、心烦不欲食、舌红、苔白、脉浮弦。

3. 板蓝根、紫花地丁、连翘、大青叶、银花、柴胡、僵蚕各10克，牛蒡子6克，水煎服。外用青黛醋调敷患处。

4. 仙人掌适量，去除毛刺及表皮，捣烂如泥，敷于红肿的腮腺处。每日2次，连用数日可康复。

5. 外治法：轻症可用赤小豆研细，加入陈醋或鸡蛋白调成糊状外敷。或用青黛25克研细末，以温水调敷局部，干后再换。生大黄末以茶调敷，效果亦佳。

【食疗药膳】

山慈菇粳米粥：山慈菇10克，粳米50克。山慈菇洗净浸泡约10分钟，煮沸后10分钟，加粳米煮粥食用。清热利湿。

绿豆菜心粥：白菜心3个，绿豆60克，先将绿豆煮熟，加白菜心煮烂，吃豆喝汤，连服4天。清热解毒。适用于流行性腮腺炎。

【健康提醒】

1. 流行性腮腺炎是一种传染病，需将患儿隔离至腮腺完全消肿，患儿所用物品要煮沸消毒或者日光曝晒。

2. 腮腺炎-麻疹-风疹三联疫苗对于腮腺炎的预防有很好的效果。及时发现、治疗流行性腮腺炎是减少并发症的关键。

3. 流行性腮腺炎急性期应该注意休息，给予流食和软性食物，避免摄入刺激性或酸性食品和饮料。发生胰腺炎时，应该禁食。腮肿疼痛或合并睾丸炎时可以局部冷敷，以减轻疼痛。

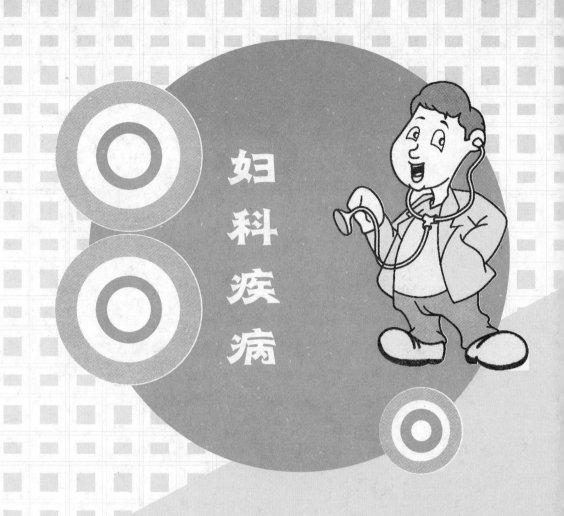

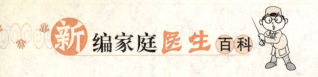

痛 经

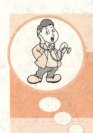

痛经是指在行经前后或行经期间发生难以忍受的周期性下腹部疼痛、坠胀，伴有腰酸或其他不适，影响正常生活及工作。有原发性痛经和继发性痛经之分，原发性痛经因生殖器官没有明显的器质性病变，故又称功能性痛经，多见于初潮后不久的青春期少女和未生育的年轻女性；继发性痛经是指由生殖器官的器质性病变如子宫内膜异位症、盆腔炎、子宫颈狭窄等引起的行经腹痛。常见的有气滞血瘀、寒凝胞中、湿热下注、气血两虚、肝肾虚损等几种症型。

【症状表现】

1. 疼痛多在经前1~2天，或月经来潮后数小时开始，经期加重。多表现为下腹坠胀，或下腹冷痛、绞痛，可放射至腰、肛门、会阴部，并引起尿频和排尿感。

2. 疼痛程度不一，可为阵发性、持续性而有阵发加剧或呈痉挛性。严重者面色苍白、四肢发冷，恶心呕吐，甚至晕厥。一般都在经血畅流后疼痛缓解；少数膜样痛经，在排出大块子宫内膜前疼痛加剧，排出后疼痛减轻。

【中医治疗】

1. 当归、赤芍各15克，炒小茴香、干姜、肉桂、川芎、生蒲黄（包）、五灵脂、延胡索、制没药各10克。水煎服。温经散寒，活血止痛。适用于痛经，证属寒凝血瘀型，症见经前经期小腹冷痛或绞痛、得热痛减，拒按，经

妇科疾病

量少，色紫黯，有血块，块下痛减，畏寒肢冷，舌质紫黯或有瘀斑瘀点，苔白滑，脉沉弦或沉紧。

2. 枳壳、延胡索、乌药、制香附、当归、川芎、红花、丹皮、炒五灵脂各10克，赤芍15克，桃仁12克，炙甘草6克。水煎服。理气活血，化瘀止痛。适用于痛经，证属气滞血瘀型，症见经前或经期小腹胀痛、拒按、坐卧不宁、月经量少或经行不畅、经色紫黯、有血块、血块排出后痛减、平时烦躁易怒、胸胁乳房作胀、舌质紫黯或舌边有瘀斑瘀点等。

3. 肉桂3克，三棱、莪术、红花、当归、丹参、五灵脂、延胡索各10克，木香6克。上药制成冲剂，每剂分2小袋装，于经前2天开始服用；每日2次，1次10克冲服，持续至月经来3天后停药。连服3个月经周期。温经化瘀，理气止痛，对原发性痛经有良好的效果。

4. 胡桃壳500克敲碎，置容器内，倒入黄酒1000毫升，加盖密封2～3旬后，滤取酒浆，加红糖250克，煮沸（一沸即可）溶化，装瓶备用。每次饮10毫升，每日2次，7日为1个疗程，行经前5天始服。

【食疗药膳】

姜枣花椒汤：干姜30克，大枣（去核）30克，花椒9克。加水400毫升煮沸，然后投入花椒，改用文火煎汤。每日1剂，分2次温服。5剂为1个疗程。月经来潮前3日开始服。适用于畏寒怕冷者。

【健康提醒】

1. 保持乐观情绪，经期轻度的腹痛和不适是正常的生理反应，无须精神紧张、恐惧、焦虑。

2. 月经前及月经期忌受寒冷的刺激：包括忌下冷水，忌游泳，忌吃雪糕或冰淇淋。因为受寒则血管收缩，造成经血不畅而发生痛经。

3. 加强营养，调整饮食，避免摄入辛辣、寒凉等刺激食物，勿饮酒吸烟。痛经发作期间，应卧床休息，下腹置热水袋。

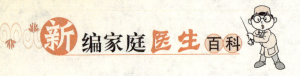

4. 避免大便结燥,大便结燥可能使痛经加重。

5. 保持外阴部清洁,经期勤更换卫生巾,内裤要在阳光下暴晒消毒,以免引发子宫内膜炎、输卵管炎及盆腔炎等病症。

闭 经

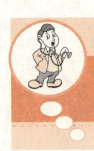

女性已过青春期而未来月经者,称为原发性闭经。原来有月经,以后停止来潮者,称为继发性闭经。青春期以前、妊娠期、绝经期和哺乳期的闭经,是生理现象,故不包括在闭经之内。闭经的原因可分全身和局部2种:全身的主要原因有慢性疾病、贫血、营养不良、内分泌失调等;局部的主要原因有先天性生殖器发育不全(子宫发育不良、无孔处女膜、阴道闭锁、子宫和卵巢缺损等),生殖器结核,肿瘤和子宫萎缩(由于长期哺乳)等。健康女性在感受风湿(特别是在月经期间)或过度疲劳和重大的精神创伤时,都可发生闭经。

【症状表现】

1. 年满18周岁月经尚未来潮,或月经已来潮,再发生连续6个月以上月经停止。伴有头痛、恶心、呕吐、周期性腹痛,或有多毛、肥胖、溢乳等。

2. 在引起闭经的局部原因中,除子宫发育不良外,以无孔处女膜和阴道闭锁两者较常见。这两种病的典型症状是,在青春期开始后,每月相当于月经期,患者感到下腹部胀痛和腰酸,且症状逐月增剧,下腹渐渐发生肿块。

妇科疾病

【中医治疗】

1. 茯苓、远志、陈皮、五味子、当归、白芍、熟地、桂心、黄芪、煨白术各9克，炙甘草6克，人参3克。水煎服。补气养血调经。适用闭经，证属气血虚弱型，症见月经逐渐后延、量少、经色淡而质薄，继而停闭不行，或头晕眼花，或心悸气短、神疲肢倦，或食欲不振、毛发不泽，或易脱落、羸瘦萎黄、脉沉缓或虚数、舌淡苔少或白薄。

2. 川芎、当归、芍药、地黄、黄芪、艾叶、鸡血藤、首乌各9克。水煎服。补肾养肝调经。适用于闭经，证属肝肾不足型，症见年逾18岁尚未行经；或由月经后期量小逐渐至经闭、体质虚弱、腰酸腿软、头晕耳鸣、舌淡红、苔少、脉沉弱或细涩。

3. 桃仁、红花各12克，当归、生地黄、川芎、赤芍、牛膝、桔梗、柴胡、枳壳各9克，甘草6克。水煎服。理气活血，祛瘀通经。适用闭经，证属气滞血瘀型，症见月经数月不行、精神抑郁、烦躁易怒、胸胁胀满、小腹胀痛、拒按、舌边紫黯、有瘀点等。

【食疗药膳】

益母草黑豆汤：益母草30克，黑豆60克，红糖适量。益母草与黑豆加水3碗，煎至1碗。加红糖、黄酒2汤匙冲饮。每天1次，连服7天。活血，祛瘀，调经。适用于闭经。

【健康提醒】

1. 积极治疗月经后期、月经量少等疾病，以免病情进一步发展，导致闭经。

2. 保持心情舒畅，避免过度精神紧张，减少精神刺激。

3. 调节饮食，注意蛋白质等营养物质的摄入，避免过度节食或减肥，造成营养不良引发本病。

4. 注意经期及产褥期保健，勿冒雨、涉水、过劳等。

不孕症

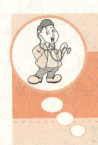

不孕症是指婚后夫妇同居，有正常性生活，未避孕达1年以上而未能怀孕的症状。分为原发性不孕和继发性不孕2种：育龄女性婚后同居3年而未能生育者，称为原发性不孕。曾经生育，但产后未能再受孕者，称为继发性不孕。

不孕的原因，可能与男女双方都有关系。女性方面的主要原因在于子宫发育不良、子宫后倾、子宫颈管狭窄、阴道有中隔或闭锁、生殖器炎症，特别是双侧输卵管炎所引起的管腔闭塞、子宫内膜结核等。此外，还有生殖器瘤和内分泌失调等原因。

【症状表现】

1. 月经紊乱、月经周期的改变：女性不孕症常表现为月经提早或延迟，经量过多、过少，经期延长。常见于黄体功能不全及子宫内膜炎症。

2. 闭经：一些不孕症患者年龄超过18岁尚无月经来潮，或月经来潮后又连续停经超6个月。

3. 痛经：行经腹痛是女性不孕症患者常见症状。一般见于子宫内膜异位、盆腔炎、子宫肌瘤、子宫发育不良、子宫位置异常等疾病。

4. 腹痛：不孕症患者常感觉下腹、两侧腹隐痛或腰骶痛，一般在患有盆腔炎、子宫肌炎、卵巢炎、子宫内膜异位症、肿瘤等时出现。

妇科疾病

【中医治疗】

1. 黄芪、党参、白术、茯苓、当归、枸杞子、菟丝子各15克，乌药、陈皮各10克，甘草、升麻各6各。水煎服，每日1剂。滋补肝肾，益气生阳。主治不孕症。

2. 当归、白术、白芷、茯苓、丹皮、香附、花粉各9克。水煎服。舒肝解郁，养血健脾。适用肝郁型不孕症，症见多年不孕、经期先后不定、经来腹痛、行而不畅、量少色黯、有小血块、经前乳房胀痛、精神抑郁、烦躁易怒、舌质正常或黯红、苔薄白、脉弦。

3. 制半夏、茯苓、陈皮、苍术、香附、神曲、川芎各9克，共研细末为丸。水煎服。燥湿化痰，理气调经。适用痰湿型不孕症，症见婚后久不受孕、形体肥胖、经行延后甚至闭经、带下量多、质黏稠、面色白光白、头晕心悸、胸闷冷恶、苔白腻、脉滑。

【食疗药膳】

香附粳米粥： 香附30克，粳米60克，红糖40克。香附煎取浓汁，对入粳米粥内，再煮一二沸，调入红糖即成。每日1剂。疏肝理气，补血调经。适用于肝郁型女子不孕。

【健康提醒】

1. 克服紧张、焦虑情绪，保持心情舒畅。

2. 保持外阴清洁，注意经期卫生，经期禁止性生活，以预防盆腔感染。

3. 婚后短期内不欲生育者，应采取有效的避孕措施，避免因反复人工流产导致继发不孕。

更年期综合征

更年期是指女性由性成熟期过渡到老年期的一个必经的生命阶段,它包括绝经前期、绝经期和绝经后期。

更年期综合征是指部分女性在绝经期前后(45~55岁),常伴随内分泌紊乱而出现月经紊乱、面部潮红、烘热汗出、眩晕耳鸣、心悸失眠、烦躁易怒、水肿乏力、腰膝酸软等症候群。症状持续时间一般为2~5年,严重者可达10余年。

中医称为"经断前后诸症"。

【症状表现】

1. 月经变化:周期紊乱,先后无定期,经量多少不一,由量少渐至绝经。

2. 神经精神症状:记忆力减退,失眠焦虑,情绪不稳定、易激动,精神抑郁或不宁,哭笑失常,身体疲劳不适;部分病人性功能失调,抑郁严重者有胸闷、呼吸困难、心悸多疑等。

3. 植物神经功能失调所致的心血管症状:潮红、忽冷忽热、烘热、汗出淋漓、血管痉挛性疼痛、手指冰冷麻木、皮肤刺痒或有蚁走感、血压较高、眩晕耳鸣、眼花等。

4. 代谢障碍引起的症状和体征:肥胖、血管硬化、心肌梗死、关节肌肉疼痛、老年性骨质疏松症、糖尿病、水肿等。

妇科疾病

▶ 【中医治疗】

1. 黄连3克，枣仁、麦冬、白芍、白薇、丹参各9克，龙骨15克。水煎2次，早、晚温服，每日1剂。1个月为1个疗程。清心，平肝。主治妇女更年期综合征。症见烘热汗出、心烦易怒、口干、失眠、心悸心慌等。

2. 熟地、山茱萸、枸杞子、杜仲、菟丝子各12克，当归、党参、白术、山药、鹿角胶各10克，附子、肉桂、干姜、炙甘草各6克。水煎服，每日1剂。温补肾阳，佐以健脾。适用于肾阳虚型更年期综合征，症见月经过多、崩漏或闭经、面目肢体水肿、畏寒肢冷、腰腿酸软、大便溏薄、小便多或失禁等。

3. 生小麦50克，大枣5枚，甘草5克。水煎服。适用于神志恍惚、坐卧不安、哭笑无常的患者。

4. 内养功：练功前稍饮些白开水，以助心神安宁，并宽衣解带，排清二便。

取坐式，以鼻行腹式呼吸，具体如下：先用鼻吸气，舌尖轻抵上腭，默念"自"字；把吸入之气慢慢呼出，舌尖脱离上腭，默念"己"字；闭息，默念"静"字。再用鼻吸、呼，闭止。如此循环多次。每日午、晚饭后各练1次，每次20~30分钟。忌空腹练功。

意守涌泉穴位。意守要专，不可用力，一定要做到似守非守，以免导致精神紧张。

【食疗药膳】

首乌粥：何首乌30克（布包），大米100克，共煮粥。每日1剂，早、晚服食，适用于肾阴虚者。

百合莲子粥：粳米和糯米各50克，莲子（去心）50克，百合100克。加水适量，熬粥。食用时加白糖。糖尿病等忌糖者，可用甜菊糖代替。每日服3次，7天1个疗程。滋阴养心。

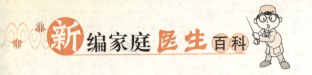

【健康提醒】

1. 解除思想顾虑和紧张情绪,以乐观的心态迎接老年的来临。

2. 加强体育锻炼,增强体质;调神怡志,多参加有趣的活动,排除烦恼忧愁,保持心情舒畅。

3. 注意劳逸结合,保证充足的睡眠;但不宜过多卧床休息,身体尚好时应该主动从事力所能及的工作和家务。

4. 由于阴道抵抗力下降,要注意下身清洁卫生。

5. 饭菜要多样化,并可以多食用一些有滋补肾精及镇静安神作用的食物,如豆制品、大枣、酸枣、桂圆、百合、核桃、莲子、榛子、海参、蛤士蟆油、猪羊腰子、蜂乳、香菇、绿叶菜等。更年期容易出现浮肿,患者要少吃咸食,菜中要少加盐。经乱而多时宜多食猪肝、鲫鱼、红米苋、海带、发菜等食物以补充铁质。

6. 忌食辣椒、大蒜兴奋刺激性食物,也不宜饮用酒、咖啡、浓茶等。

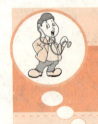

宫颈炎

宫颈炎是育龄女性常见病,分急性与慢性2种。多因分娩、流产或手术损伤宫颈,淋菌侵入而感染。此外,与性生活过频、物理或化学刺激、子宫内膜炎、阴道炎亦有一定关系,临床以慢性宫颈炎较常见,多无急性炎症过程表现。

【症状表现】

1. 急性宫颈炎白带量多,呈脓性,伴下腹及腰骶部坠痛,或有尿频、尿

妇科疾病

急、尿痛等膀胱刺激征。检查可见宫颈充血水肿，或糜烂，有脓性分泌物自宫颈管排出，触动宫颈时可有疼痛感。

2. 慢性宫颈炎白带呈乳白色黏液状，或淡黄色脓性；重度宫颈糜烂或有宫颈息肉时，可呈血性白带或性交后出血。轻者可无全身症状，当炎症沿子宫骶骨韧带扩散到盆腔时，可有腰骶部疼痛、下腹部坠胀感及痛经等，每于排便、性交时加重。此外，黏稠脓性的白带不利于精子穿过，也可引起不孕。妇科检查可见宫颈有不同程度的糜烂、肥大、息肉、腺体囊肿、外翻等表现，或见宫颈口有脓性分泌物，触诊宫颈较硬。如为宫颈糜烂或息肉，可有接触性出血。

【中医治疗】

1. 白术、党参、茯苓、生薏米、补骨脂、乌贼骨各15克，巴戟天、芡实各10克，炙甘草6克。水煎服。健脾温肾，化湿止带。适用于脾肾两虚型宫颈炎，症见带下量多、色白质稀、有腥味，腰膝酸软，纳呆便溏，小腹坠痛，尿频等。

2. 猪苓、土茯苓、赤芍、丹皮、败酱草各15克，栀子、泽泻、车前子（包）、川牛膝各10克，生甘草6克。水煎服。清热利湿止带。适用于湿热下注型宫颈炎，症见带下量多、色黄或夹血丝，质稠如脓、臭秽，阴中灼痛肿胀，小便短黄，舌质红、苔黄腻，脉滑数。

3. 蒲公英、地丁、蚤休、黄柏各15克，黄莲、黄芩、生甘草各10克，冰片0.4克，儿茶1克。研成细末，敷于宫颈患处，隔日1次。适用于急性宫颈炎。

4. 阴道灌洗法：野菊花、苍术、苦参、艾叶、蛇床子各15克，百部、黄柏各10克。浓煎20毫升，进行阴道灌洗，每日1次，10次为1个疗程。适用于急性宫颈炎。

【食疗药膳】

椿白皮扁豆花汤：椿白皮15克，扁豆花10克。用纱布把中药材包好，加入250毫升水，煎取150毫升，分次饮用。适用于宫颈炎，一般1周显效。

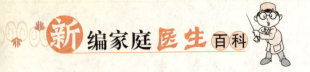

【健康提醒】

1. 保持外阴清洁。
2. 尽量减少人工流产及其他妇科手术对宫颈的损伤。
3. 经期暂停宫颈上药，治疗期间禁房事。

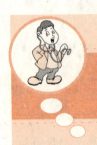

急性盆腔炎

急性盆腔炎是指女性内生殖器及其周围结缔组织、盆腔腹膜发生的急性炎症，是妇科常见病。发病可局限于一个部位，也可几个部位同时发病。常见致病菌为葡萄球菌、链球菌、大肠杆菌、厌氧菌及性传播病原体，如淋菌、支原体、衣原体等。经淋巴、血行或直接蔓延至盆腔而引起。常见急性子宫内膜炎、子宫肌炎、输卵管炎、输卵管积脓、输卵管卵巢脓肿、盆腔结缔组织炎、盆腔腹膜炎，严重者可引起败血症及脓毒血症。如不及时控制，可出现感染性休克甚至死亡。

中医属"妇人腹痛""热入血室""产后发热""带下病""癥瘕"等。

【症状表现】

1. 典型症状是发热，体温≥38℃，心率快，腹胀，下腹疼痛拒按，白带量多，呈脓性。可伴乏力，腰痛，月经失调。病情严重者为可见高热、寒战、头痛、食欲不振。
2. 如有腹膜炎则出现恶心、呕吐、腹胀等消化系统症状。

妇科疾病

3. 如有脓肿形成，位于前方可出现膀胱刺激症状，如尿频、尿急、尿痛；位于后方可出现直肠刺激症状，如里急后重、肛门坠胀、腹泻和排便困难等。出现脓毒血症时，常伴有其他部位脓肿病灶。

【中医治疗】

1. 金银花、野菊花、蒲公英、连翘、红藤、地丁、赤芍、丹皮各15克，桃仁、延胡索各10克，生甘草6克。水煎服。清热解毒，化瘀止痛。主治急性盆腔炎，证属热毒炽盛型，症见高热寒战、小腹灼热疼痛拒按、带下浓稠臭秽、色黄或黄赤、口干心烦、便干尿赤等。

2. 连翘、金银花、红藤、败酱草、赤芍、丹皮各15克，薏米12克，延胡索10克，生甘草6克。水煎服。清热利湿，化瘀止痛。主治急性盆腔炎，证属湿热瘀结型，症见身热不甚、下腹疼痛拒按、带下量多、色黄质稠、臭秽、口干尿赤等。

3. 水牛角粉（冲服）、生地、麦冬、玄参、金银花、连翘、丹参各15克，黄莲10克，竹叶心6克。水煎服。清营凉血，透热解毒。主治急性盆腔炎，证属热入营血型，症见高热、谵妄狂躁、斑疹隐隐、口干不欲饮等。

【食疗药膳】

绿豆薏米水：绿豆100克，薏米50克，臭草10克。将绿豆、薏米与臭草一起放入锅内，加水适量，中火煮沸，改文火煮40分钟，调味分次饮用。清热，利湿，止带。

【健康提醒】

1. 注意经期、孕期及产褥期卫生。
2. 严格无菌操作。
3. 应用抗生素应足量，疗程长，彻底治愈，防止转为慢性盆腔炎。
4. 治疗期间应卧床休息，半卧位。
5. 饮食宜清淡，富有营养。

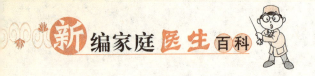

慢性盆腔炎

慢性盆腔炎大多继发于急性盆腔炎,因治疗不彻底,病情迁延而致;或是患者体质较差,病原菌毒力较弱,初起即为慢性,是妇科常见病。常见类型有:慢性输卵管炎与输卵管积水、输卵管卵巢炎及输卵管卵巢囊肿、盆腔结缔组织炎。本病病情较顽固,不易彻底治愈,易反复急性发作,严重影响妇女的身心健康,给病人造成极大痛苦。

中医属"癥瘕"、"带下病"、"痛经"、"不孕症"等疾病。

【症状表现】

主要表现为下腹部坠胀、疼痛及腰部酸痛,劳累、性交后及月经前后加重;白带量多,月经失调,或不孕;伴精神不振、周身乏力、疲劳、低热、失眠等。

【中医治疗】

1. 赤芍、丹皮、白芍、白术各15克,醋柴胡、香附、枳壳、没药各10克,炙甘草6克。水煎服。疏肝理气,化瘀止痛。主治慢性盆腔炎,证属气滞血瘀型,症见小腹胀痛、腰骶酸痛、带下量多或少、色白质黏、经前乳胀、胸胁胀痛、月经色暗有血块等。

2. 桂枝、茯苓、丹皮、薏米、丹参各15克,三棱、莪术、桃仁各10克,吴茱萸6克。水煎服。温经散寒,化湿祛瘀。主治慢性盆腔炎,证属寒湿瘀结型,症见小腹及腰骶冷痛、得温则减、经行或劳累后加重、带下清稀量多、

妇科疾病

无臭味，月经后期，有血块，畏寒肢冷等。

3. 金银花、连翘、赤芍、丹皮、红藤、败酱草各15克，三棱、莪术、川牛膝各10克。水煎服。清热利湿，化瘀散结。主治慢性盆腔炎，证属湿热瘀结型，症见一侧或两侧小腹疼痛拒按，腰骶胀痛，带下量多色黄，质稠臭秽，月经量多，低热起伏，尿黄便艰等。

【食疗药膳】

生姜大枣粥：鲜生姜12克，大枣6枚，粳米90克。生姜切碎，用大枣、粳米、生姜碎末煮粥。每日2次，可常食用。适用于慢性盆腔炎。

【健康提醒】

1. 保持外阴清洁。
2. 急性盆腔炎治疗宜彻底。
3. 增加营养，锻炼身体，提高机体抵抗力。

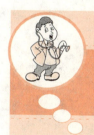

老年性阴道炎

老年性阴道炎是女性绝经后因卵巢功能衰退，雌激素水平降低，阴道壁萎缩，黏膜变薄，上皮细胞内糖原含量减少，使阴道内pH值上升，局部抵抗力降低，易受细菌感染而引起炎症。常为一般病原菌感染，如葡萄球菌、链球菌、大肠杆菌或厌氧菌等。卵巢功能早衰、手术切除卵巢或盆腔放射治疗后的中青年女性也可能发生类似病变，严重影响其生活质量。

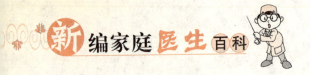

【症状表现】

1. 主要表现为白带量多，呈黄水样，严重时呈脓性白带，臭秽，或带中夹血丝。外阴瘙痒、灼热，干涩疼痛，伴阴部坠胀不适。

2. 炎症波及尿道口周围黏膜时，可出现尿频、尿痛。

【中医治疗】

1. 猪苓、茯苓、赤芍、丹皮、龙胆草、薏米、白鲜皮各15克，黄柏、泽泻、车前子（包）各10克，生甘草6克。清热利湿、止带。适用于湿热下注，症见带下量多、色黄质稠如脓或夹血丝、臭秽，阴中灼热痒痛，口干口黏，尿黄，尿痛，舌质红，苔黄腻，脉滑数。

2. 熟地、山药、茯苓、丹皮各15克，山萸肉12克，盐知母、盐黄柏、泽泻、白果各10克。滋补肝肾，清热止带。适用于肝肾阴虚，症见带下为黄水或夹血丝、量多或不多、阴中干涩、灼痛、瘙痒难忍、头晕耳鸣、腰膝酸软、口干心烦、舌红少苔、脉细数。

3. 外阴熏洗：苦参、百部、蛇床子、白鲜皮、仙灵脾各15克，黄柏10克，布包水煎20分钟，熏洗外阴，每日2次。

【食疗药膳】

莲子蚌肉粥：莲子60克，薏米80克，蚌肉120克。莲子去皮、心；薏米洗净；蚌肉切成薄片，共入砂锅，加水750毫升，文火煮1小时即可。本方清热燥湿，止带，连服7～10天可见效。

【健康提醒】

1. 保持外阴清洁。

2. 口服雌激素类药物治疗期间，应进行随访，定期监测肝肾功能、乳房及子宫情况。

3. 调畅情志，饮食宜清淡。

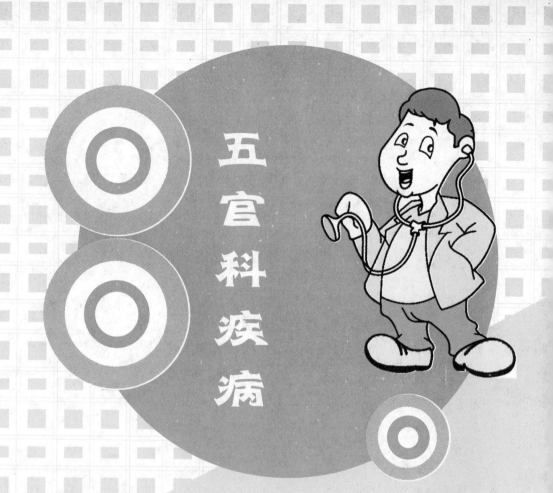

五官科疾病

斑秃

斑秃,又称圆形脱发,是一种局限性斑片状脱发,骤然发生,往往一夜之间头发脱落几片,经过迟缓,可自行缓解和复发,俗称"鬼剃头"。病因不明,可能与神经精神因素有关,部分病例有家族史,也有认为与免疫功能紊乱有关。

中医称"油风"。

【症状表现】

1. 头发突然大小不等呈圆形或椭圆形斑状秃发,患处无炎症,也无自觉症状。

2. 有些病例短期内头发可全部脱光而成全秃;有的甚至眉毛、腋毛和毫毛等全部脱落。

3. 有自愈倾向,初长时新发大部纤细柔软,呈灰白色,类似毫毛。可随长随脱,痊愈时渐渐变粗、变黑。

【中医治疗】

1. 当归、川芎、黄精、羌活、桑叶、木瓜、菟丝子各10克,赤白芍、侧柏叶、首乌各15克。水煎服。适用于血虚风燥型斑秃,症见脱发时间较短,轻度瘙痒,伴有头昏、失眠、苔薄、脉细数。

2. 生地、熟地、侧柏叶各15克,当归、黑芝麻各20克,首乌25克。水

五官科疾病

煎2次,每日1剂,分2次服。适用于风热血燥之脱发。

3. 苦陈皮适量,研成细末与蛋黄油调匀,用药时剃去头发,温水洗净头部涂搽,每日换药1次。

【食疗药膳】

乌发糖:核桃仁250克,黑芝麻250克,红糖500克。红糖放入锅内,加水适量,用武火烧开,移文火上煎熬至稠厚时,加炒香的黑芝麻、核桃仁,搅拌均匀停火。倒入涂有熟油的搪瓷盘中,摊平、晾凉,用刀切成小块,装盒备用。早晚各服3块。

【健康提醒】

1. 平时不要用碱性过大的肥皂洗头。

2. 多食新鲜蔬菜、水果,忌饮酒食辛辣刺激性食物。

3. 保持心情愉快,避免情绪激动。

4. 洗发时水温不宜过烫,以免损伤头皮表皮层。

5. 避免不利因素对头发的伤害,如夏季阳光中强烈的紫外线,可使头发干枯易断;长期处于空调环境下会使头发水分丧失,易发生头发分叉劈裂,同时易产生静电。

6. 吸烟会使血液不能流畅地进入毛囊的毛细血管,不利于头发生长;嗜酒,特别是饮烫热的酒,会使头皮产生热气和湿气,引起脱发;高度酒会损伤肝脏,影响肝脏对头发的原料——氨基酸的合成。

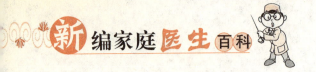

白内障

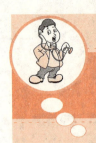

白内障是指眼球晶状体变混浊的一种疾病，但晶状体混浊较轻、没有明显地影响视力而不被人发现或被忽略的，未列入白内障行列。按病因分，有晶状体营养代谢障碍（如老年性白内障）、并发性白内障（并发于葡萄膜炎、青光眼、视网膜色素变性等）、外伤性白内障、代谢性疾病引起的白内障（如糖尿病合并白内障）、药物及中毒引起的白内障；按发病年龄分，可有先天性白内障、后天性白内障两大类（老年性白内障即属后天性白内障）。此外，还可按发展速度、晶状体的混浊程度、混浊部位及混浊形态来划分。

白内障是最常见的致盲和导致视力残疾的原因。老年性白内障是白内障中最常见者。

【症状表现】

多为双眼发病，但两眼可有先后，其症状为进行性视力下降而无其他不适。在早期，常有固定不飘动的眼前黑点，亦可有单眼复视或多视。早期的混浊可位于晶体的皮质、核心或后囊下，如无裂隙灯显微镜或在放大瞳孔的情况下，难以作出诊断，只有发展到很明显且视力明显下降时，肉眼在充分照明情况下，才可察见混浊的晶状体。

【中医治疗】

1. 生石决明30克，草决明15克，谷精草、生地、赤芍、女贞子、密蒙

五官科疾病

花、白菊花、沙苑子、白蒺藜、党参、黄芪、黄芩各12克,炙甘草6克。水煎服,每日1剂。滋阴清热,清肝明目。主治老年性白内障。中气不足者,加茯苓、山药、白术;合并高血压兼动脉硬化者,加牡蛎、钩藤;合并糖尿病者,加麦冬、天花粉、熟地。

2. 人参、生地、茺蔚子各60克,石决明、桔梗、车前子、白芍各30克,细辛15克,大黄9克。将上药共研成细末,等量蜜制成丸,每丸9克,早晚各服1丸。3个月为1个疗程。疏风泻热,益阴潜阳。主治老年性白内障。血压偏高者,加大黄、钩藤;头晕者,加天麻、龟板;便秘者,加肉苁蓉;小便淋沥者,加泽泻、丹皮;眼干者,加枸杞子、石斛。

3. 夜明砂、菟丝子各9克,怀山药30克。上药用布包好,加水5碗煎成3碗,去渣后入粳米60克,红糖适量煮粥食。每天1剂。连服15~20天。

【食疗药膳】

银杞明目汤:水发银耳15克,枸杞子5克,鸡肝100克,茉莉花24朵,料酒、姜汁、精盐、水淀粉、清汤各适量。鸡肝洗净切片,加水淀粉、姜汁、料酒、精盐拌匀待用;银耳洗净,撕成小片,用水浸泡待用。茉莉花择去花蒂洗净,枸杞子洗净;锅内加清汤,入料酒、姜汁和精盐,随即下入银耳、鸡肝、枸杞子烧沸,打去浮沫,待鸡肝刚熟,装入碗内,撒入茉莉花即成。补肝益肾,明目美颜。

【健康提醒】

1. 老年性白内障常是糖尿病的并发症,应积极控制血糖、调节饮食,才能有效地控制本病。

2. 术后需矫正视力者,应在切口愈合、角膜散光稳定的情况下进行,其效果理想。

3. 饮食上注意营养均衡,不过食油腻厚味,多选清淡饮食。

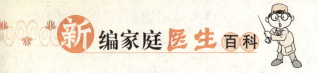

4. 白内障与紫外线有关，应避免过多照射紫外线，减少三硝基甲苯、二硝基酚等化学物质及钢铁、银、汞等金属物质的影响。

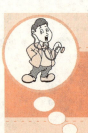

急性结膜炎

急性结膜炎俗称"红眼病"，是由细菌或病毒引起的眼结膜的急性传染性眼病，多见于春夏，散发或流行于集体生活场所。

【症状表现】

1. 本病发病很急，在感染后的1~2天甚至几个小时内，两眼同时或先后红肿，伴有眼分泌物多、流泪、有异物感、眼内烧灼样疼痛等症状。

2. 还可能伴有耳前淋巴结肿胀、压痛、头痛、发热、咳嗽等全身症状和体征。

3. 部分患者可出现角膜浅层多数点状浸润性混浊或浅溃疡，此时还有睫状体充血。一般在3~4天达到高峰，以后逐渐减轻，7~14天后消退。

【中医治疗】

1. 菊花、密蒙花、谷精草、桑叶、生地、赤芍各9克，金银花、连翘、茅根各15克，山栀、川黄莲、桔梗各6克。水煎服，每日1剂。清热解毒，凉血消炎。主治急性结膜炎，症见双目红肿疼痛、有异物感、分泌物多、视物不清。

五官科疾病

2. 田基黄30～60克。水煎熏洗患眼。每日3次。清热解毒、消肿散瘀。适用于急性结膜炎、沙眼等。

3. 银花、黄芩、山栀各10克，连翘15克，大黄3～10克，水煎服。

4. 黄莲素片1～2片，煎水1杯，熏洗患目。每次洗至咽部发苦为止。

【食疗药膳】

竹叶粥：竹叶50片，石膏150克，粳米100克，白糖50克。竹叶洗净，切成约3～5厘米长的节，和石膏一起放入锅内，加清水约1000毫升。中火煮约20分钟后，滤出药汁，去渣不用，澄清，凉后滤出上层汁，备用。粳米淘净后，与药汁一起放入锅内，中火煮至米烂成粥。食时加白糖搅匀即成。清风热，益目赤。治膈上风热、头痛目赤、目视模糊等症。

【健康提醒】

1. 不要用手揉眼睛，以免发生交叉感染。

2. 应在光线较暗的房间休息，避免强光刺激引起的不适。若需外出时可戴墨镜遮光。

3. 患者用过的洗脸用具、手帕等物品要消毒，家庭可用煮沸消毒法。不与其他人共用洗脸毛巾和脸盆，眼部分泌物多时最好不要外出，避免传染给他人。

4. 饮食以清淡为宜，忌食葱、韭菜、大蒜、辣椒、羊肉、狗肉、鱼类等刺激性食物。最好不要饮酒。

鼻窦炎

鼻窦炎是临床上的常见病，一般是指鼻窦的化脓性感染，可以一个鼻窦单独发炎，也可以几个鼻窦同时发炎。鼻窦炎有急性和慢性之分。急性鼻窦炎大多是由严重的伤风引起，如治疗不彻底或反复发作，可转为慢性。

中医称之为鼻渊，本病与肺、脾的虚损有关。

【症状表现】

1. 鼻窦炎主要表现为鼻塞、流脓涕、头痛或头昏、嗅觉下降。头痛比较明显，其部位与发炎的鼻窦有关，如额窦炎时，有前额部的头痛和眼眶内上角的压痛；上颌窦炎时，有面颊部压痛；筛窦炎时，压痛部位局限在内眦或鼻根部。头痛还有一定的时间性，如额窦炎时，头痛常表现为晨起较重，午后减轻，晚间消失；上颌窦炎时，则晨起轻，午后逐渐加重。

2. 如急性炎症未能控制，向周围扩散，可引起眼眶或颅内继发感染。检查可见鼻黏膜慢性充血肿胀，鼻窦开口的区域可见有脓性分泌物，鼻窦透照，患病鼻窦透光不好。

【中医治疗】

1. 茯苓12克，党参、白术、陈皮、山药、苍耳子、辛夷、白芷各10克。水煎服。温补肺气，健脾益气，通利鼻窍。脓涕多者加鱼腥草12克，冬瓜子10克，头昏头痛者加川芎10克，菊花10克，鼻塞严重、嗅觉下降者加鹅不食草10克。

五官科疾病

2. 细辛3克，银花、蒲公英各30克，菊花、黄芩各15克，苍耳子、辛夷花、栀子、川芎、白芷各10克，薄荷（后下）、生甘草各6克。水煎服，每日1剂。

【食疗药膳】

白术苏叶猪肚粥：白术30克，苏叶10克，猪肚100克（切片），生姜2片，粳米100克。先将白术、苏叶煎熬取汁，同猪肚片、粳米共同煮粥，最后放入生姜。理气和营。适用于慢性鼻窦炎。

【健康提醒】

1. 积极预防和治疗感冒。
2. 清洁鼻腔，去除积留的脓涕，保持鼻腔通畅。
3. 注意不用力擤鼻，脓涕多者可先滴药、再擤鼻，以免单个鼻窦炎因擤鼻不当，将脓涕压入其他鼻窦而导致多个鼻窦发炎。

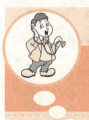

急性鼻炎

急性鼻炎是鼻腔黏膜急性炎症，俗称"伤风"或"感冒"，是一种很普遍的具有传染性的疾病，有时为全身疾病的一种局部表现。急性鼻炎发病率高，发病范围广。主要病因为上呼吸道的病毒感染及伴有细菌性继发感染，治疗不及时或不当，可引起鼻窦炎的发生。

中医认为急性鼻炎是由风寒外袭、风热外袭或寒邪化热而致。涕色稀白者为风寒；涕色黄、稠厚者为风热。

【症状表现】

起病时有轻度恶寒发热，全身不适，鼻咽部灼热感，鼻内发干、发痒、打喷嚏。1～2日后渐有鼻塞，流大量清水样鼻涕，嗅觉减退，头痛。2～7日后因继发感染，分泌物转为脓性不易擤出，鼻塞更重。如无并发症，7～10日可愈。

【中医治疗】

1. 辛夷、苍耳子、薄荷叶各6克，北细辛3克，白芷5克。水煎，去渣取汁，分2次温服，每日1剂。疏风散寒，通利鼻窍。主治急性鼻炎。症见鼻塞、流涕。

2. 荆芥、防风、苏叶、淡豆豉、川芎、白芷各10克，甘草、辛夷各6克。辛温解表。适用于风寒型鼻炎，症见恶寒重、发热轻、无汗。

3. 金银花、连翘、菊花、竹叶、桔梗各10克，薄荷3克、牛蒡子、生甘草各6克。辛凉解表。风热型鼻炎，症见发热重、恶寒轻、口渴。

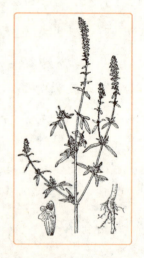

荆芥

【食疗药膳】

当归羊肉大枣粥：羊肉500克，当归50克，大枣10枚，粳米150克，精盐适量。羊肉洗净，加水煮开倒去水；当归用纱布包裹。大枣、粳米加水适量煮开后放入羊肉，文火炖至羊肉烂，加精盐调味即可。活血、温通、补虚。适用于体虚且有鼻窦症状者。

五官科疾病

【健康提醒】

1. 患病后避免捏紧双侧鼻孔用力擤鼻，以防脓涕进入鼻窦及耳咽管继发鼻窦炎及中耳炎。

2. 小儿抵抗力差，急性鼻炎时易继发下呼吸道感染，应注意保暖和加强观察。

3. 加强体育锻炼，注意身体保暖，切忌烟酒过度，积极治疗全身慢性疾病。

4. 在冬春多发季节，可用姜糖大枣汤（生姜10克，大枣10克，红糖70克）水煎服，以达到预防"急性鼻炎"的目的。

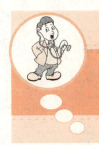

慢性鼻炎

慢性鼻炎是指鼻腔内黏膜及黏膜下层的慢性炎症，虽为鼻部的疾病，但常为全身性疾病的局部表现，与全身的健康状况有密切关系。

中医认为慢性鼻炎不论是单纯性还是肥厚性都是"鼻甲留瘀"，致瘀的原因有许多，如风寒、风热和气虚等。

【症状表现】

1. 鼻塞：间歇或交替性甚至双侧鼻腔持续性堵塞，疲劳及饮酒后常可使鼻堵加重。由于鼻塞，有嗅觉下降、头胀、头痛、说话鼻音较重等症状。

2. 流鼻涕：鼻涕多呈黏稠或半透明状液体，儿童患病可见鼻涕长期刺激鼻孔及上唇，使局部皮肤潮红，鼻涕亦可向后流入咽部，出现咽喉不适、痰多等表现。

【中医治疗】

1. 黄芩12克，桑白皮、白芷、赤芍各15克，栀子、桔梗、荆芥、连翘各10克，辛夷花、酒大黄各6克，甘草5克。水煎，去渣取汁，分2次温服，每日1剂。清肺胃热，宣肺通窍。主治慢性鼻炎郁热熏鼻症。

2. 苍耳子、白芷、辛夷各10克，薄荷3克（后下）。慢性肥厚性鼻炎加川芎、赤芍各10克；鼻涕多者加半夏10克，茯苓、冬瓜子各12克。补益肺脾，通利鼻窍。

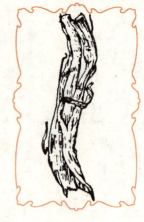

桑白皮

3. 推拿疗法：以右手拇指和食指，捏住鼻梁两侧，上下稍用力推移，上至内眼角下，下至鼻翼上方，每次10分钟，每日2次。此法对鼻塞症状的缓解有明显效果。

【食疗药膳】

丝瓜藤猪肉汤：丝瓜藤3～5克，猪瘦肉60克，精盐适量。取近根部的丝瓜藤洗净；猪瘦肉切块，同放锅内煮汤，至熟加入精盐调味，饮汤吃肉。清热消炎，解表通窍。适用于慢性鼻炎急性发作、萎缩性鼻炎、鼻流脓涕、脑重头痛。

【健康提醒】

1. 鼻孔及上唇皮肤长期受鼻涕刺激而发红者，应及时擤出鼻腔内鼻涕，并用红霉素软膏等油剂药膏涂于上唇及鼻孔内，以保护局部皮肤。

五官科疾病

2. 坚持锻炼身体,增强体质,增加身体御寒能力。

3. 保持室内空气新鲜,流感时期可烧醋熏居室,必要时服用药物,以预防上呼吸道感染。

4. 戒除烟酒及辛辣食品的刺激,多食清淡、少食油腻。

5. 积极防治全身慢性疾病,及时治疗鼻腔邻近组织的疾病,如扁桃体炎、咽喉炎、龋齿等。

牙周炎

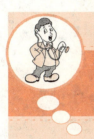

牙齿的支持组织(牙龈、牙槽骨、牙骨质、牙周韧带)的慢性破坏性炎症称牙周炎。致病因素有局部及全身之分,局部致病因素主要是细菌、菌斑、牙石以及食物嵌塞、咬合创伤、不良修复体等;全身因素包括内分泌失调、遗传、营养不良、某些慢性疾病等。

【症状表现】

1. 牙周炎常开始于牙龈炎,主要症状为牙龈红肿、溢脓、出血,有时成为脓肿,正常外形改变,龈缘糜烂或增生,咀嚼食物或刷牙时容易出血。

2. 由于牙周纤维和牙槽骨的破坏出现龈沟加深继而形成牙周袋,牙齿松动,咀嚼无力。

3. 由于牙龈萎缩,牙颈部暴露可出现牙齿遇冷热刺激疼痛、口臭、牙间

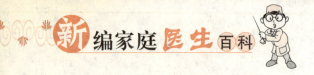

隙增宽和食物嵌塞等症状。

【中医治疗】

1. 生石膏30克，生地、天花粉各20克，丹皮、连翘、当归各15克，升麻、黄莲、竹叶、大黄、虎杖各10克。每日1剂，水煎服，分2～3次内服，连续用药至症状消失为止。主治急性牙周炎。

2. 滑石粉18克，甘草粉6克，朱砂面3克，雄黄、冰片各1.5克。共研为细面，早晚刷牙后撒患处；或以25克药面兑60克生蜜之比，调和后早晚涂患处。清热解毒，消肿止痛，化腐生肌，收敛止血。主治慢性牙周炎。

3. 五倍子、干地龙各15克，生姜适量。地龙微炒，与五倍子共研细末，先用生姜切片擦牙根，再取药末适量敷患处，5天内禁咬食硬物。

【食疗药膳】

酒煎鸡蛋：白酒100毫升，鸡蛋1只。将白酒倒入瓷碗内，用火点燃白酒后，立即将鸡蛋打入，不搅动，不放任何调料，待火熄蛋熟。适用于牙周炎。1次服下，每日2次，轻者1次，重者3次。

【健康提醒】

1. 养成良好的口腔卫生习惯，掌握正确的刷牙方法。及时矫治拥挤错位的牙齿，避免牙菌斑及牙石的堆积。

2. 及时治疗有牙石、牙龈炎或不明原因的牙齿松动、门牙前突等症状。

3. 避免单侧咀嚼食物，以免另一侧的牙龈、牙槽骨和牙周膜缺乏功能性刺激而发生退行性变。

4. 经常叩齿，每天3～4次，可使牙齿坚固，使牙周组织保持健康。

五官科疾病

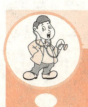

急性咽炎

急性咽炎是咽部黏膜感染病毒或细菌后所引起的急性炎症，咽部淋巴组织也常受累。本病常与急性鼻炎同时发病，同属上呼吸道的急性感染。

【症状表现】

1. 先有咽干不适或灼热感，渐有疼痛，吞咽时加重。全身可有头痛、食欲不振、发热等。

2. 咽部黏膜呈弥漫性充血、肿胀，咽腭弓、悬雍垂可水肿，咽后壁淋巴滤泡红肿，化脓者在滤泡中央出现黄白色小点。

3. 下颌淋巴结肿大，有压痛。

4. 小儿有时发生疱疹性咽炎，于软腭及舌腭弓有疱疹出现，初为黄色小疱，破裂后成糜烂面。

【中医治疗】

1. 硼砂、赤石脂各20克，朱砂、儿茶、血竭各3克，荸荠粉10克，麝香1.5克，冰片、薄荷霜各1克。先将前5味药研成细面，再加入后4味药，共研极细面，分装瓶内，封固备用。用时，取适量药粉吹敷患处，1日3次。或用药粉6克，生蜜100毫升，调匀涂于患处，1日3次。主治急性咽炎。

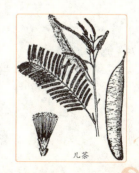

儿茶

2. 连翘、栀子、黄芩、牛蒡子、玄参、金银花、防风、荆芥、桔梗各 10 克，大黄 5 克，薄荷 3 克，生甘草 6 克。泄热解毒，利咽消肿。适用于咽炎发病几日后症状加重者。

3. 沙参 30 克，麦冬 15 克，桔梗、生甘草各 10 克。上药加水 500 毫升，煎至 300 毫升，滤净药渣，取药液做雾化吸入（放入雾化吸入器内），每次用约 30 毫升。

【食疗药膳】

蒲公英薄荷粥：蒲公英 30 克，干薄荷 15 克（鲜品 30 克），粳米 50～100 克，冰糖适量。先将蒲公英、薄荷煎汤候冷，将粳米煮粥，待粥将熟时，加入冰糖及蒲公英薄荷汤，再煮 1～2 沸即可。疏散风热，清利咽喉。适用于风热感冒，咽喉肿痛、声音嘶哑、头痛目赤。每日 2～3 次，稍凉服。

【健康提醒】

1. 保持居室内空气湿润清洁。注意休息，多饮开水。

2. 养成良好的生活习惯，少食煎、炒食物和有刺激性的食物，戒烟，避免过多用声、讲话。

五官科疾病

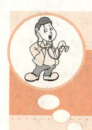

慢性咽炎

慢性咽炎是咽部黏膜的慢性炎症，多由急性咽炎反复发作或因长期烟酒刺激引起。此外，一些职业因素如教师或歌唱者及在不洁环境中工作的人，也常与本病有关。

中医的虚火喉痹病，属肺肾阴虚，虚火上升，咽喉失养。

【症状表现】

1. 咽部不适感或异物感，干燥、瘙痒感，灼热感，微痛感，咽部有痰等，但不妨碍进食。异物梗塞感于吞咽唾液时明显，但进干性食物时则不明显。

2. 以上感觉常可致短促而频繁的咳嗽，晨起较剧，并且容易引起恶心。

3. 在用嗓过度、气候突变或吸入干冷的空气时及烟酒后，上述症状均可加重。检查可见咽部黏膜慢性充血，咽后壁干燥或淋巴滤泡增生。

【中医治疗】

1. 沙参、玄参、麦冬、桔便各10克，盐黄柏、生甘草各6克。滋养肺肾，清利咽喉。大便干、咽部干痛者，可服用知柏地黄丸；贫血等全身虚症病所致者，加当归、首乌、太子参各10克；干咳少痰、咽干不适者，可服养阴清肺糖浆。

2. 败酱草30克，全栝楼25克，麦冬12克，大黄、甘草各3克，苏子、蝉蜕、桔梗、桃仁各10克。每日1剂，水煎服。滋阴泻火，疏风通络。主治

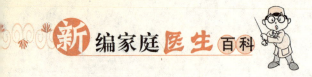

慢性咽炎。咽痛、发热者，加金银花30克，板蓝根15克，薄荷6克；伴胸胁胀满，气结瘀滞者，加服逍遥丸；虚火旺盛，口咽干燥，夜间尤甚，手足心热者，加服知柏地黄丸。

3. 败酱草30克，全栝楼25克，麦冬12克，苏子、蝉蜕、桔梗、桃仁各10克，大黄、甘草各3克。水煎服，每日1剂。滋阴泻火，疏风通络。主治慢性咽炎。

【食疗药膳】

萝卜鸭肫汤：大白萝卜1个，新鲜鸭肫2只，盐、油、鲜汤各适量。鸭肫剖开，除去污物（不去其内金）洗净切片备用；萝卜切块。鲜汤烧沸，下鸭肫，加盐，大火煮沸，改中火煮1小时，再下萝卜块煮熟，淋香油即可。健脾益气，养阴利咽，适用于慢性咽炎。

【健康提醒】

1. 锻炼身体，增强体质，防止呼吸道感染，戒除烟酒刺激。

2. 清除各种致病因素。对在有害粉尘及气体环境下工作的人员要加强劳动保护，改善工作环境，积极治疗鼻及鼻咽部慢性炎症。

3. 保持口腔清洁卫生，经常用复方硼酸溶液、呋喃西林液、淡盐水漱口，每日4~5次。

4. 注意劳逸结合。多饮水，吃清淡易消化的食物，保持大便通畅。

五官科疾病

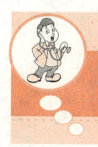

口腔溃疡

口腔溃疡，是口腔黏膜疾病中最常见的溃疡性损害，具有周期性复发的规律，所以常称为复发性口疮。致病原因和机制分为虚、实 2 类。

【症状表现】

1. 实证的表现是：发病迅速，病程短，一般 7～10 天逐步愈合，愈后不留瘢痕；溃疡好发于口腔前半部，多见于唇、舌、颊、口底等部，龈、腭少见。初起的红赤稍隆起，中央出现溃点，逐渐扩大凹陷，呈绿豆粒大或黄豆粒大小，圆形或椭圆形，表面多覆有黄白色膜，周围绕有红晕。

2. 虚证的表现是：发病稍缓，病程长，易反复发作，间歇期时间长短不等，终年不断，此起彼伏，溃疡多发于口腔前半部，但久病者逐渐向口腔后部移行，侵及软腭及腭弓；溃疡大小不等，周围微红不肿；溃点数量少而分散；溃疡疼痛轻微或不痛。本病属中医"口疳"、"口疮"范畴，发病与心肾不交、虚火上炎或脾胃湿热有关。治宜滋阴清火，清泻胃热。

【中医治疗】

1. 法半夏、旱莲草各 20 克，黄芩、党参、女贞子各 15 克，干姜、甘草、大枣各 10 克，黄连 6 克。每日 1 剂，水煎，早晚分服。清热泻火，燥湿敛疮。主治顽固性复发口疮。口疮灼痛者，加银花、麦冬；口苦咽干者，加柴胡、郁金；牙龈肿痛者，去干姜，加补骨脂、白芷；口渴、口臭、烦躁者，加麦

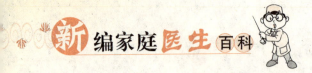

冬、生地、栀子。

2. 老黄瓜1条切去一小截，掏尽子后，装满芒硝，再把切掉的一小截盖上，悬挂在阴凉通风处。5天左右黄瓜表面附着一层白霜，每天用毛笔将霜扫在瓶内备用，用时将霜研成细末，先将口腔面用银花甘草汤洗净，用棉签蘸药粉涂患处。用于口腔炎阶段。

3. 柿霜100克，白糖250克。将柿霜与白糖拌匀，放入锅内，加水适量，文火熬化白糖至黏稠起丝时，将糖倒入涂过熟素油的搪瓷盘内，摊平，用小刀划成2厘米的小块，即成。每日空腹时服2次，每次5块。清热，润燥。用于心火上炎之口腔溃疡。

【食疗药膳】

西瓜盅：西瓜1个，鸡丁100克，火腿丁50克，新鲜莲子100克，龙眼肉50克，胡桃肉30克，松子仁20克，杏仁20克。将西瓜洗净，在蒂把下端切开为盖，挖去西瓜瓤，将鸡丁、火腿丁、莲子、龙眼肉、胡桃肉、松子仁、杏仁等放入盖好西瓜盖；将西瓜装入盆内，隔水用火煨炖，约3小时，待西瓜熟透即成，佐餐食用。清热解暑，除烦止渴。用于心火上炎之口腔溃疡。

【健康提醒】

1. 口腔溃疡反复发作可能由于体质差或免疫功能不良，宜从改善体质上着手。

2. 饮食多样化，多食蔬菜、水果，忌食煎炸烘烤食品。

3. 心平气静，对事与人切勿情绪高亢激昂。用心过度，操劳失常，均会引发虚火亢盛而致口腔溃疡。

4. 保持大便通畅，便秘易导致口腔溃疡的出现。

5. 溃疡创口边缘不整齐，面积大于1厘米，创面有小粟粒或者表面乳头样突起，如菜花状，且底部有硬块者，应去医院检查治疗。

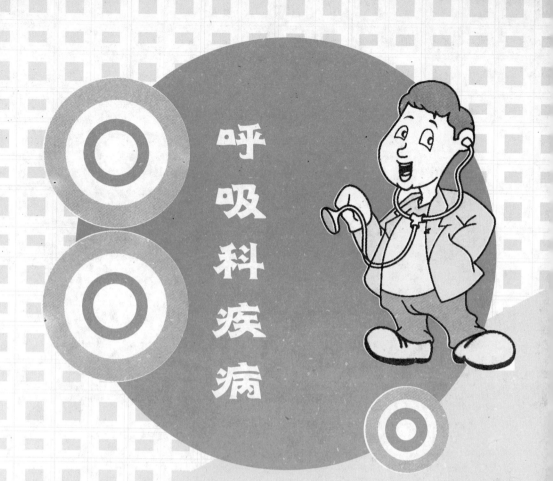

呼吸科疾病

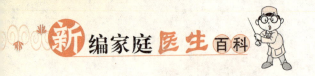

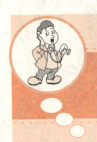

感冒

感冒，又叫伤风，是一种由多种病毒引起的呼吸道感染性疾病，发病率高，人群有普遍的易患性，一年四季均可发生，但以冬春及气候剧变时尤为多见。可通过病人咳嗽、喷嚏、吐痰时所散出的飞沫传播。人们对这一疾病普遍易于感染，尤其身体疲劳、睡眠不足、营养不良及寒冷等，会造成体力减退及抵抗力下降，使病毒有可乘之机而发病。

【症状表现】

1. 起病不很急，开始时鼻咽部有发干、发热和发痒的感觉，随后出现鼻塞、流清鼻涕、干咳和声音嘶哑，有时还有些全身症状如畏冷、疲倦、头痛和四肢腰背酸痛、食欲不振、腹泻或便秘等。患者有时发热，但热度一般不高，在38℃左右（如有细菌性继发感染，则体温可高些）。

2. 起病2～3天后，鼻涕量减少并转浓；咳嗽减轻，最后消失。

【中医治疗】

1. 金银花30克，山楂10克，蜂蜜250克。金银花、山楂放入沙锅内，加水适量，武火烧沸3分钟后，将药液滗入小盒内，再煎熬1次，滗出药液，两次药液合并，放入蜂蜜搅拌均匀即成。适用于风热感冒、发热头痛、口渴等症。

呼吸科疾病

2. 桂枝30克，生麻黄20克，细辛10克。3味药同入锅中加水适量，煎煮2次，每次20分钟，合并滤汁，与开水同入洗脚盆中，先熏蒸，后泡洗双足，每天1~2次，每次30分钟，每天1剂。3天为1个疗程。主治风寒型感冒。

3. 桑叶、菊花各5克，薄荷3克，苦竹叶30克。将上述材料放入茶壶内，用开水泡10分钟即成。适用于风热感冒，症见发热、头痛、目赤、喉痛、舌红苔黄等。

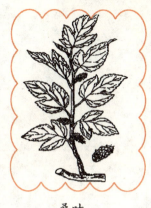

桑叶

【食疗药膳】

神仙粥：糯米50克，生姜5片，葱头7个，醋少许。先以糯米、生姜加水煮二滚，入葱头，煮至米烂，再入醋，搅匀，趁热食之。主治感冒伤风初起、恶寒、头痛、无汗者。

【健康提醒】

1. 患者最好戴口罩，以免传染别人。

2. 保持衣服、鞋袜干燥，天寒时注意穿戴温暖；由热环境外出至冷空气中时应加衣，避免骤冷骤热的变化。

3. 平时应适当地进行体力劳动和锻炼，以增强体质。

4. 注意室内卫生，注意通风。流感流行期间，用文火慢熬食醋，熏蒸2小时，隔日1次，进行空气消毒。

流行性感冒

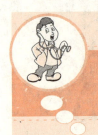

流行性感冒是由流感病毒引起的急性呼吸道传染病，病情比较重，传染性极强，常可出现暴发性大流行。病毒分为4型，其中甲、乙两型占最重要地位，而甲型又包括亚甲型。病毒在人体外的抵抗力很小，在空气飞沫中只能生存1~2小时。

传染源分为典型患者和非典型患者，症状轻微时不易被发现。疾病通过飞沫传播，普遍易感染，人体受凉、疲劳或精神刺激抵抗力减低时易发病。常发生在冬、春季，散发病例则可见于任何季节。

流感病毒容易变异而产生新种。患病后，免疫时间维持1~2年；患某一型流感者，对另一型流感并无免疫力。

【症状表现】

1. 典型流感者起病很急，有畏寒或寒战，体温迅速升高达39℃以上，并伴有剧烈的头痛、全身肌肉疼痛、疲倦、衰弱、甚至虚脱等全身中毒症状和咽干、咽痛、轻咳、吐痰、流鼻涕等上呼吸道症状。一般说来，全身症状重而上呼吸道症状轻。某些患者有头晕和腹泻，小儿患者可能有呕吐和惊厥。一般发热3~5日后，体温下降至正常，且很快恢复健康。

2. 出现肺炎时，患者原有的流感症状加重，病程延长，且有明显咳嗽、吐脓痰、呼吸困难和发绀症状，胸部可听到干性或湿性啰音。其他并

呼吸科疾病

发病为化脓性支气管炎、鼻旁窦炎、中耳炎、喉炎、扁桃体炎、心肌炎和浆液性脑膜炎等。

【中医治疗】

1. 怕冷严重、发热轻并伴有咳嗽者可以选用具有辛温解表作用的方药，如：外感风寒颗粒、通宣理肺丸、清热解毒口服液。

2. 发热重、恶寒轻者可以选用具有辛凉解表作用的方药，如：银翘解毒片、桑菊感冒片、风热感冒冲剂、小儿解表口服液、清肺消炎丸、板蓝根冲剂、清热灵颗粒。

3. 表里俱重者应该选择具有表里双解作用的方药，如：柴葛解肌汤、柴胡口服液、消食退热糖浆。

4. 正气不足、身体虚弱者应选择具有扶正祛邪功效的方药，如：参苏丸、人参败毒散。

5. 有咽喉不适症状者，可选用下列方药，如：金嗓子喉宝、保喉片、咽特佳含片、回音必含片、藏青果含片、喉症丸、新雪丹、咽喉片、西瓜霜含片、复方草珊瑚含片。

6. 发热严重的患者可以采用物理降温的方法，可在前额、腋窝、前胸、后背等处涂擦75%以下的酒精，或在前额部覆盖上温热的湿润的毛巾，并经常换水，以保护患者的大脑和内脏。

【食疗药膳】

爽喉茶：胖大海4~8枚，罗汉果1粒，甘草5克。将上述材料置于茶壶内，倒入开水，加盖闷半个小时左右，徐徐服完。间隔4小时，原药可再泡服1次，清肠化痰，生津止渴，可缓解感冒引起的咽喉肿痛、声音沙哑等症状。

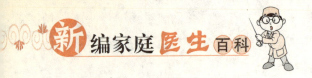

【健康提醒】

1. 患病期间，注意观察病情变化，防止并发症的发生。

2. 流行期间，外出或到公共场所时最好戴口罩，口罩要勤洗勤晒，保持清洁。居室应尽量打开门窗通风，保持空气新鲜。

3. 体弱多病者应接种鼻腔喷雾型流感疫苗或用抗病毒药物，均能起到很好的预防作用。

急性支气管炎

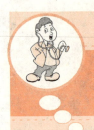

急性支气管炎是由于感染、物理、化学等因素刺激或过敏而引起的气管和支气管黏膜的急性炎症。可由细菌或病毒直接感染，也可因上呼吸道感染的下行蔓延所致，常见的病原体有腺病毒、流感杆菌、肺炎双球菌、链球菌等。在寒冷天气、疲劳、机体抵抗力下降以及吸入粉尘或某种刺激性化学气体时，都会引起本病的发作。

【症状表现】

1. 起病较急，初起时症状类似感冒，病人常感到乏力、头痛、发热等。当炎症累及气管和支气管时，则出现咳嗽、咳痰。开始时咳痰较少，呈黏液性，黏稠不易咳出，2～3日后转为黏液脓性痰，同时痰量增多，咳嗽加剧，偶可见痰中带血，通常在2周后逐渐消失。

呼吸科疾病

2. 期间如支气管发生痉挛，则出现程度不等的气促，伴有胸骨后疼痛。

【中医治疗】

1. 生甘草6克，知母1克，黄芩、桑白皮、浙贝母、杏仁、橘红、胆南星、枳实各10克，芦根、鱼腥草、全栝楼各30克。清肺化痰，肃肺止咳。适用于痰热蕴肺型急性支气管炎，症见咳嗽气急声粗、痰多色黄质黏、面赤身热、口干欲饮、舌质红、舌苔黄腻等。

2. 大青叶30克，麻黄、生甘草各6克，杏仁、前胡、桔梗、荆芥、紫菀、百部、牛蒡子、黄芩各10克。疏风散寒，宣肺止咳。适用于风寒袭肺型急性支气管炎，症见咳嗽声重、咯痰稀薄色白，常伴鼻塞、流清涕、头痛、肢体酸楚、恶寒无汗、舌苔薄白等。

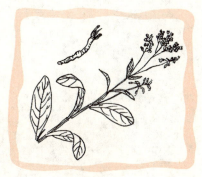

大青叶

3. 桑叶、菊花、桔梗、杏仁、黄芩各10克，连翘15克，薄荷、甘草各6克。每日1剂，水煎服，1日3次，每次100~150毫升。疏风清热，宣肺化痰。适用于发热、微恶风寒、咳嗽咳黏痰或黄稠痰，伴头痛、鼻流黄涕、口渴咽痛等症。

【食疗药膳】

绿茶煮鸡蛋：绿茶（龙井茶等）15克，鸡蛋2个。将蛋壳刷洗干净，与绿茶一起入砂锅内，加水2碗煎煮，蛋熟去皮再煮，水煮干时吃蛋。止咳平喘。适用于急性支气管炎。

【健康提醒】

1. 患病的急性阶段应多卧床休息，注意保暖，并多喝水，注意饮食调节，多吃一些清淡易消化富于营养的食物。

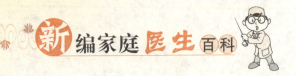

2. 吸烟的患者应戒烟，至少在发病期间不宜吸烟，以免加重对呼吸道的刺激。

3. 平时应加强体育锻炼，多做一些户外活动，增加抗病能力。如果是由于过敏因素引起的，还应注意避免接触过敏源。

4. 在易患感冒的时节，要注意预防感冒，及时添加衣服，远离易感人群，还可以喝板蓝根来预防。

慢性支气管炎

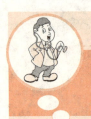

慢性支气管炎是由于感染或非感染因素引起的气管、支气管黏膜及其周围组织的慢性非特异性炎症。主要表现为长期咳嗽、咳痰或喘息。早期症状轻微，多在冬季发作，春暖后缓解；晚期炎症加重，症状长年存在，不分季节。疾病进展又可并发阻塞性肺气肿、肺源性心脏病，严重影响劳动和健康。致病原因与吸烟、地区和环境卫生等有密切关系。

中医治疗本病，在急性发作期和迁延期一般按急性支气管炎的辨证治疗原则进行治疗；在缓解期，根据情况不同而采用相应的治疗方法。

【症状表现】

1. 以长期反复发作的咳嗽、咳痰或伴有喘息为主要表现，每年累计发作时间都在3个月以上，并有连续2年以上的病史。轻型病例只是在清晨起床

呼吸科疾病

时,或早晨吸第一支香烟后,引起咳嗽,并咳少量黏液样稀痰。在寒冷季节中,咳嗽更频繁而显著,天暖则症状减轻或消失。随着时间的推移和病情发展,症状逐日加重,甚至整年反复咳嗽,咳大量白痰。

2. 严重患者咳嗽之后,常听见喉中喘鸣,是支气管痉挛的表现。喘鸣也可发生在斜倚床上时,这种喉中喘鸣是分泌物潴留于支气管造成的,当咳嗽后,喘鸣可随之缓解或消失。

3. 周期性咳嗽常伴有脓性痰,多数常在呼吸道病毒感染之后,脓痰是继发细菌感染的证据。

【中医治疗】

1. 桑白皮、黄芩、杏仁、生山栀、浙贝母、苏子、半夏、葶苈子、胆南星、橘红各10克,全栝楼、生石膏各30克(先煎)。清肺化痰,止咳平喘。适用于痰热蕴肺型慢支,症见咳嗽喘息、气急粗促、痰黏色黄、胸胁胀满、烦热口渴、便秘尿赤、身热有汗、舌质红、苔黄腻、脉滑数。

2. 生黄芪、麦冬各30克,太子参、百合、玉竹各15克,五味子、生白术、紫苑各10克,防风、川贝粉各6克。水煎。益气养阴,定喘化痰止咳。适用于肺虚咳喘型慢支,症见咳声低弱、喘促短气、气怯声低、咯痰稀薄、自汗畏风,或呛咳痰少黏稠、烦热口干、颜面潮红、舌质淡红、苔少剥落、脉细数无力。

3. 绞股蓝30克,平地木25克,焦山楂20克,蒸百部、全栝楼、桃仁、炙甘草各10克。水煎,每日1剂,10天为1个疗程。理气化痰,止咳平喘,扶正固元。主治慢性支气管炎,适宜寒邪侵袭、寒痰壅滞、肺脾两虚患者。

【食疗药膳】

蜜饯双仁: 桃仁、杏仁各250克,蜂蜜500克,精盐、料酒各适量。把杏仁调入精盐、料酒,入笼蒸约10分钟,取出,和桃仁一起放入锅中,加蜂蜜,炖至汤汁浓稠,盛入汤盘中。补肾益肺、止咳平喘。

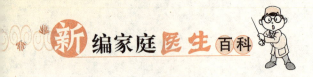

【健康提醒】

1. 积极预防感冒，尤其在感冒的多发季节，可服板蓝根冲剂或姜汤来预防。

2. 平时多参加一些活动，如练气功、散步，以增强体质，提高抗病能力。

3. 吸烟是导致慢支发生的一个重要外因，所以病人应该戒烟，以免加重病情。

4. 忌酒，忌食辣椒等辛辣食物，如果伴有喘息，要少吃海鲜等"发物"。

5. 保持室内空气清鲜，并保证有一定湿度，可适当使用加湿器。

6. 老年人治疗慢性支气管炎，应注意喉中痰液的排除，对久病无力者，家人还应帮其翻身拍背。

7. 进行耐寒和体育锻炼，以增强体质和耐寒能力，耐寒锻炼可以从夏天开始，如冷水洗脸、擦身或进行冷水浴。

8. 注意营养，多吃些营养丰富的食物，可增强免疫功能，改善症状。

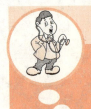

支气管哮喘

支气管哮喘是由嗜酸性粒细胞、肥大细胞和T淋巴细胞等多种炎症细胞参与的气道慢性炎症。致病原因多与接触变应原、冷空气、物理、化学性刺激、病毒性上呼吸道感染、运动等有关，表现为反复发作性的喘息、呼吸困

呼吸科疾病

难、胸闷或咳嗽等症状，常在夜间和（或）清晨发作、加剧，多数患者可自行缓解或经治疗缓解。可发生于任何年龄。

【症状表现】

1. 典型的支气管哮喘，发作前多有鼻痒、喷嚏、喉痒、咳嗽、胸闷等先兆症状，发作时胸部多较饱满，叩诊有过度回响；听诊两肺布满哮鸣音，呼气延长。发作可持续数分钟、几小时或更长。发作停止前开始咳嗽，咳出大量黏液泡沫样痰后，呼吸逐渐通畅，哮喘慢慢缓解。长期哮喘发作并发慢性气管炎时，则在缓解后也可听到干性或湿性啰音；并发阻塞性肺气肿时，则多有肺气肿之体征。

2. 严重的哮喘发作，持续24小时以上，或发作剧烈，经治疗12小时以上仍未能控制者，称为哮喘持续状态。其症状严重，呼吸缓慢，呼气深长，吸气较短，哮鸣音明显等，除具有上述典型发作的表现外，患者面色苍白，口唇发绀，大汗淋漓，四肢凉冷，脱水，心跳，神情惊慌，有时咳嗽，痰黏稠，色白或黄，不易咳出，偶有血丝，甚至因严重缺氧、二氧化碳潴留导致呼吸功能衰竭。

3. 多年反复发作，气道痉挛，痰液引流不畅，炎症不易控制，还可并发肺炎，如有黏稠痰栓阻塞支气管可引起肺不张；反复肺部感染，容易引起支气管扩张；儿童患者若治疗不当，长期处于哮喘状态，可会使儿童发育迟缓或胸廓畸形，应引起注意。

【中医治疗】

1. 麻黄、桂枝、紫菀、冬花各9克，半夏12克，细辛3克，五味子6克，炮姜8克，射干10克。温肺散寒，豁痰利窍。适用于冷哮型支气管哮喘，症见喉中哮鸣有声、胸膈满闷、咳痰稀白、面色晦滞，或有恶寒、发热、身痛、舌质淡、苔薄等。

2. 补骨脂、淫羊藿、巴戟天、熟地、山萸肉、菟丝子、白术各30克，黄芪、当归各60克，五味子、附片各15克，法半夏、胆南星各20克，胎盘1具，研末，制成蜜丸每日2次，每次9克，长期服用。

3. 大蒜30克，捣烂（去皮），外敷于双足心的涌泉穴位上，用纱布包好。每24小时更换1次，连敷数日或以愈为度。主治咳喘痰多，痰中带血，咯血吐血，支气管扩张等症。忌烟酒和辛辣食物，忌用冷水洗脚，并注意足部保暖。

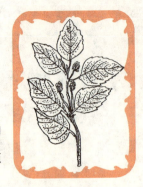

补骨脂

【食疗药膳】

核桃杏仁蜜：核桃仁、甜杏仁各250克，蜂蜜500克。先将杏仁放入锅中煮1小时，再将核桃仁放入收汁，将开时加蜂蜜拌匀至沸即可。每天取适量食用。适用于老年肺肾不足，咳嗽痰多，肠枯便燥之症。

【健康提醒】

1. 防寒保暖，防止受凉感冒。

2. 忌烟酒及辛辣、生冷食物。

3. 注意居室环境，及时更换、晾晒被单床垫和衣物，防止尘、螨滋生。避免接触刺激性气体。

4. 适度进行体育锻炼，增强体质，但要防止过度劳累和情绪刺激。

5. 由于哮喘是突发性的，最好依自身的情况，在身上携带一些平喘药物，以备应急之用。

呼吸科疾病

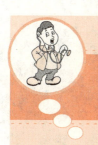

肺 炎

肺炎是指肺实质的急性炎症，由于肺脏直接与外界相通且为血液循环所必经的重要器官，因而最易受各种致病因素的侵袭而发病，是呼吸系感染病死率的主要原因之一。病因以感染最为常见，其他有理化因子、免疫损伤等。病原体包括从病毒到寄生虫的各种生物性致病因子，以细菌最为常见，其次为病毒、支原体、立克次体、真菌等。

【症状表现】

1. 细菌性肺炎：发病之前常有上呼吸道感染症状，起病急骤，通常有高热，体温在数小时内可上升至39℃～40℃。胸部刺痛，随呼吸和咳嗽加剧。咳嗽，咳铁锈色或少量脓痰。常伴有恶心、呕吐，周身不适和肌肉酸痛。其症状和体征可因感染病菌的不同而有所差别。

2. 病毒性肺炎：起病缓慢，可出现头痛、乏力、肌肉酸痛、发热、咳嗽、干咳或少量黏痰等症状，流感病毒肺炎开始为典型的流感症状，12～36小时内，呼吸增快，进行性呼吸困难、紫绀，可发生呼吸衰竭及休克，两肺可闻及湿啰音或哮鸣音。

3. 支原体肺炎：最初症状类似于流感，有周身不适、咽喉疼痛和干咳，随着疾病进展，症状加重，可出现阵发性咳嗽，且咳嗽时有黏液脓性或有血丝的痰液。本病发展缓慢。急性症状一般持续1～2周，随即逐渐恢复。但少

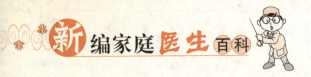

数病人严重时引起成人呼吸窘迫综合征。

【中医治疗】

1. 金银花、大青叶各30克,连翘15克,黄芩、淡竹叶、荆芥、牛蒡子、杏仁、桔梗各10克,薄荷、甘草各6克。水煎服。疏风清热,宣肺止咳。适用风热犯肺型肺炎,症见发热、恶寒、头痛、全身疼痛、咳嗽、无汗或少汗、口干咽痛、舌红苔薄黄等。

2. 炙麻黄、大黄、甘草各6克,杏仁、川贝母、知母、黄芩各10克,生石膏、鱼腥草、金荞麦、白茅根、芦根各30克,栝楼皮、陈皮各10克。每日1剂,水煎服,每次100~150毫升,每日3次。清热化痰宣肺。适用于高热口渴、咳嗽气喘、咳痰黄稠,或痰中带血、胸胁疼痛等症。

3. 金银花30克,加水500毫升,煎汁去渣,冷却后加蜂蜜30克,调匀即可,每日2次。

【食疗药膳】

润肺生津饮: 梨皮20克,杏仁、冰糖各6克。将梨洗净,削取梨皮,再将梨皮、杏仁和冰糖一起放入沙锅加水文火炖煮1小时,取汁饮用。润肺,生津,止咳。用于肺炎咳嗽,口干舌燥。

【健康提醒】

1. 加强体育锻炼,提高抗病能力;冬春季节,婴幼儿和年老体弱者应尽量减少到人群聚集的场所活动,以防感染各种疾病。

2. 患者应卧床休息,多饮水,进食富有营养、易于消化的半流质饮食。

3. 避免呼吸道刺激,吸烟者应戒烟,避免吸入尘土、化学飞沫等,必要时戴口罩。

呼吸科疾病

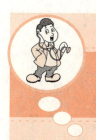

肺结核

肺结核是一种常见的全身性传染病，主要通过飞沫和尘埃经呼吸道侵入肺内。病原体为结核杆菌。主要通过飞沫和尘埃传染。飞沫传染：当患者咳嗽或打喷嚏时，将含有结核杆菌的唾沫喷射到空中，这种飞沫能在空中停留30～60分钟，健康人吸入后引起感染。尘埃传染：患者吐在地上的痰液和患者的用具、衣服和被褥所沾染的痰液干燥后，结核菌可随尘土飞扬，引起传染。

人体抵抗力低下时，因感染结核菌而发病。一般发生在曾受感染的成年人，称为继发性结核。本病可累及所有年龄人，青壮年居多，老年人发病有增加趋势，男多于女（4∶1）。小儿结核感染率随着年龄增长而逐渐增高，年龄越幼小，病变活动性可能越大，1岁以内婴儿更是如此；而年龄增长，病灶呈隐伏或非活动性的可能越大。

【症状表现】

1. 一般为长期低热，午后傍晚开始，次日凌晨降至正常。
2. 全身倦怠乏力、食欲减退、夜间盗汗、体重减轻等。
3. 干咳无痰或少量黏液痰，继发感染时，可有脓性痰。
4. 约有一半以上的患者咳痰时，痰中带血或单纯咯血，呈鲜红色。
5. 有部位不定的胸痛。疼痛部位固定，随呼吸、咳嗽加重者，是胸膜受累的表现。
6. 慢性进行性呼吸困难，甚至出现紫绀；并发气胸及大量胸腔积液时，

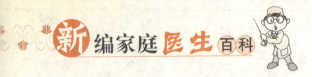

可出现急性呼吸困难。

【中医治疗】

1. 沙参、麦冬、生地、百部、白茅根、仙鹤草各30克，川贝粉6克（冲服），三七粉3克（冲服），熟地、茯苓、山药、玉竹、功劳叶各15克，地骨皮10克。滋阴润肺。适用肺阴亏损型肺结核，症见干咳少痰或痰中带血、色鲜红、潮热盗汗、口干咽燥、胸痛、舌边尖红等。

2. 百合、生地黄、蒸百部、玄参、炒鳖甲各15克，柴胡、地骨皮、川贝母、桔梗、黄芩、秦艽、青蒿、葎草各10克，甘草6克。每日1剂，水煎服，每次100～150毫升，每日3次。滋阴降火。适用于阴虚火旺型肺结核。

3. 足底按摩法：选取肾、输尿管、膀胱、肾上腺、肺、肝、胃肠、甲状腺、淋巴结反射区，每个反射区分别按摩4～5分钟，每日1～2次。

【食疗药膳】

白果梨肺膏：白果汁、秋梨汁、鲜藕汁、甘蔗汁、怀山药汁各120毫升，霜柿饼、生核桃仁、蜂蜜各120克。将霜柿饼捣如膏，生核桃仁捣如泥，然后将蜂蜜溶化稀释，与柿饼膏、核桃泥、山药汁一起搅匀，微微加热，融合后，离火稍凉，趁温（勿过热）将其余四汁加入，用力搅匀，用瓷罐收贮。每次服2茶匙，每日3～4次。清虚热，止咳止血。适用于肺结核低热、咳喘、咯血、音哑、口渴干等症。

【健康提醒】

1. 有传染性的活动期患者，应进行隔离治疗；患者使用的被褥、床单、书籍等应每日在阳光下暴晒2小时，可杀灭结核菌，达到消毒之目的。

2. 避免接触具有传染性的患者。

3. 得病之后，需耐心坚持治疗，使治疗彻底，避免复发。

4. 注意休息，进食高营养饮食。忌烟酒。

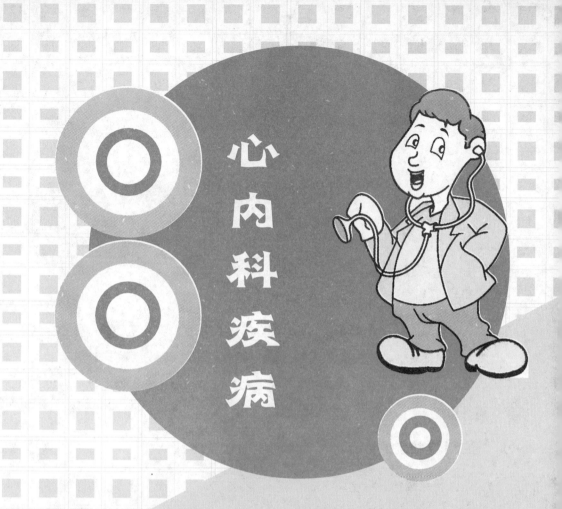

心律失常

任何原因使心脏激动的形成或传导发生异常而出现异常心律，称心律失常。它包括窦性心律失常、异常心律、传导阻滞3大部分。临床常见有窦性心动过速、窦性心动过缓、窦性心律不齐、过早搏动、阵发性心动过速、心房纤颤、房里传导阻滞等。常有心悸、胸闷、心慌、气短，甚则昏厥等症状。

【症状表现】

1. 过早搏动：根据异位起搏点部位的不同，可分为房性、房室交界性和室性3种，其中以室性最为常见。可有心悸胸闷、心慌等症。听诊可发现心律不齐，心搏提高，第一心音增强，第二心音减弱或消失。

2. 阵发性心动过速：按其异位起搏点部位的不同，可分为房性、房室交界性和室性三种。患者自诉心悸、心前区不适，头晕等，严重者昏厥、抽搐，可发展至心源性休克和心力衰竭，以致猝死。心率增快，但节律整齐，心音有强弱不等，发作时常常伴有显著的动脉血压降低。

3. 房室传导阻滞：Ⅰ度房室传导阻滞多无症状，若心室率＜50次/分，常出现头昏、乏力、胸闷，严重者发生心力衰竭，当严重心动过缓、心室停搏、心室颤动时，可引起阿斯综合征，甚至猝死，常见于Ⅲ度房室传导阻滞。听诊一般心率在40～60次/分，第一心音强弱不等；由于心率较慢，心搏量加大，可产生功能性粗糙的收缩期杂音、脉压增大和水冲脉等。

心内科疾病

【中医治疗】

1. 仙灵脾18克，黄芪、丹参各30克，桂枝10克，檀香6克，炙甘草、栝楼皮、薤白各15克。文火水煎，每日1剂，早晚温服，30天为1个疗程。益气温阳，活血复脉，提高脉率。主治缓慢性心律失常。胸闷两胁胀痛者，加柴胡12克，元胡15克；失眠者，加炒枣仁15克，百合30克；头昏耳鸣者，加枸杞子15克，菊花12克；双下肢浮肿、少尿者，加车前草30克，葫芦壳30克；纳食不佳者，加焦三仙各12克，炒莱菔子20克。

2. 太子参15～30克，麦冬10～15克，五味子10～15克，苦参15～30克，丹参15～30克，栝楼15～30克，广郁金10～15克，石菖蒲10～15克。每日1剂，水煎，分2～3次服。益气养阴，行气通络。主治心律失常。

3. 心跳较重的人，宜用龙眼肉20颗，龙齿20克，牡蛎、灵磁石各25克，煮汤服用，可收奇效。

【食疗药膳】

玉竹汤浸猪心：玉竹200克，猪心1个，葱、姜、精盐、糖等调料适量。玉竹洗净，切成节，用水稍润，煎熬2次，收取药液1000毫升；猪心破开，洗净血水，与药液、生姜、葱、花椒同置锅内，在火上煮到猪心六成熟时，将它捞出晾凉。将猪心放在卤汁锅内，用文火煮熟捞起，揩净浮沫。在锅内加卤汁适量，放入精盐、白糖、味精和香油，加热成浓汁，将其均匀地涂在猪心里外即成。每日2次，佐餐食。安神宁心，养阴生津。适用于冠心病、心律不齐以及热病伤阴的干咳烦渴。

【健康提醒】

1. 注意劳逸结合，睡眠充足。
2. 不吸烟，不饮酒，饮食不过饱，少吃刺激性食物。
3. 出现心律失常，要先区别发病的类型，不可盲目使用抗心律失常的药物。

心绞痛

心绞痛是冠状动脉供血不足，心肌急剧的、暂时的缺血与缺氧所引起的临床综合征。主要表现为阵发性前胸压榨性疼痛，有时放射至左颈、左肩和左臂。常发生于劳动或情绪激动时，持续数分钟，休息或用硝酸甘油片后消失。发病原因是冠状动脉粥样硬化引起冠脉管腔狭窄。

【症状表现】

典型心绞痛发作有5大特点：

1. 突发的胸痛，位于胸骨体中上部的后方，可放射至左肩、左背，左上肢前内侧达无名指与小指。

2. 疼痛的性质为钝性疼痛，呈缩窄性、窒息性或伴严重的压迫感。重者出汗，脸色苍白，常迫使患者停止活动。

3. 常有一定的诱发因素，如精神紧张、情绪激动、受寒、饱餐、过度劳累等。

4. 历时短暂，常为1～5分钟，很少超过10～15分钟的。

5. 休息或含用硝酸甘油片后能迅速缓解。

【中医治疗】

1. 丹参25克，生蒲黄20克（包煎），生山楂15克，郁金、法半夏、薤白各10克，栝楼仁12克，枳壳6克，川芎5克，琥珀（冲服）、桔梗各4

心内科疾病

克。煎服，每日1剂。2个月为1个疗程。适用于痰浊闭阻、血瘀型心绞痛。

2. 栝楼、薤白各12克，枳壳、陈皮、半夏、厚朴、桔梗、菖蒲各10克，茯苓30克，干姜5克，白蔻仁3克。通阳化浊，豁痰开结。适用于痰浊内阻型心绞痛，症见胸痛如窒、憋闷不舒、痛引肩背、气促心悸、苔腻脉滑。

3. 足部按摩法：选取肾、输尿管、膀胱、心、肾上腺等反射区，每个反射区分别按摩3分钟，每日2次。

【食疗药膳】

附片羊肉汤：附子片10克，羊肉200克，生姜5克，葱10克，胡椒3克，盐5克。制附片用纱布袋装上扎口，先煮1小时，待用；羊肉用清水洗净，入沸水锅，焯至断红色，捞出起锅剔去骨，沥干水分，切3厘米见方的块；再入清水中浸漂去血水，骨头拍破；姜洗净，拍松，葱切段。在锅中注入清水1000毫升，置于武火上，下入姜、葱、胡椒、羊肉，再投入熟附片药袋和药液。先用武火煮30分钟，后改文火炖煮1小时即成。每日1次，吃羊肉、附子片，喝汤。温肾助阳，补气血，逐寒止痛。

【健康提醒】

1. 加强心理护理，解除精神紧张，适当休息，戒烟禁酒。

2. 初发或发作频繁者，应短期卧床休息，严密观察病情如神志、脉搏、呼吸、血压等。不要随意搬动病人。夜间易发者，常因恶梦而诱发者，应睡前服镇静剂。

3. 饮食宜少量多餐，食用清淡易消化的食物，肥胖者应限制食量。要保持大便通畅。

4. 预防动脉粥样硬化的发生与延迟病情的发展，包括合理膳食，生活要有规律，积极治疗高血压、高血脂。

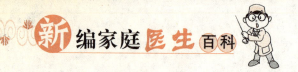

5. 养成良好的生活、卫生习惯，尤其是饮食卫生。生活起居规律，保证充足睡眠，活动适度。

心肌梗死

心肌梗死是因冠状动脉急性闭塞，血流中断，使部分心肌严重持久性缺血而发生局部坏死。病因主要是在冠状动脉粥样硬化基础上并发血管腔内血栓形成，出血或动脉持续性痉挛，使管腔完全闭塞，血流中断。

中医属"真心痛"范畴，有并发症者可并入"厥证"、"脱证"范畴。

【症状表现】

患者于发病前数日至数周大都会出现神倦乏力、心前区或胸部不适，活动时心悸、气急、烦躁、心绞痛等先兆症状。胸痛的部位与性质和心绞痛相似，但程度更剧烈、多呈难以忍受的压榨、窒息，甚至"濒死感"，伴有大汗淋漓、烦躁不安、频繁的恶心呕吐、上腹部胀痛、肠胀气等。在整个过程中可以出现各种心律失常。有些患者不表现为胸痛，甚至不痛，而表现为低血压、休克或猝死，尤其是老年患者应特别注意。

【中医治疗】

1. 栝楼、丹参、茯苓各15克，竹茹、法半夏、枳壳、郁金、川芎、陈皮各10克，甘草6克，大枣5枚，黄莲5克。煎服，每日1剂，分2次用。清

心内科疾病

热化痰通络。适用于痰热痹阻型心肌梗死,症见胸前剧痛、心悸、憋气、烦躁不安,重者胸痛如窒、汗出淋漓、舌红苔黄等。

2. 枳壳、陈皮各12克,乌药、桂枝各10克,炙甘草、法半夏各9克,茯苓、黄芪各20克,丹参30克,全栝楼、薤白各15克。水煎服,每次100～150毫升,日服2次,适用于心脉瘀阻型心肌梗死。

3. 菊花3克,生山楂片、草决明各15克,放入保温杯中,以沸水冲泡,盖严温浸半小时,每日数次饮用。

【食疗药膳】

山楂茶:干山楂片10克,绿茶2克,同置于保温杯内,冲入沸水,覆盖约5分钟后,代茶饮服。能降脂降压,醒脑提神。山楂能减少肠道对胆固醇的吸收,并有扩张血管的作用,因此对高血压、动脉硬化、高胆固醇均有一定的疗效。茶能解除疲劳,提神醒脑。此茶适用于高血压、动脉硬化患者服用。

【健康提醒】

1. 按时休息,保证睡眠。饮食有节,合理营养,避免进食过饱,保持大便通畅,养成定时排便习惯。戒烟,少饮酒。保持心情愉快,精神放松,正确对待疾病,学会控制情绪,防止梗死再次复发。

2. 严格按医生处方服药,不可擅自做主停用药物,并定期复诊。每年至少做1次心血管疾病专科检查,以评价康复疗效,调整用药。

3. 坚持康复锻炼,根据病情、体质及年龄情况等选择适宜的康复锻炼项目,如步行、慢跑、打太极拳、骑自行车等。活动量适宜,以运动后不出现胸痛、呼吸困难、心悸、头晕为原则。

4. 康复病人要学会自我监测,如运动前后的脉搏情况,自我感觉。注意观察病情,当突然发生严重心绞痛或出现呼吸困难、咳嗽、心悸、脉搏加速等症状,应立即去医院诊治。

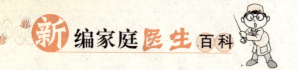

5. 心肌梗死病人外出时要随身携带保健盒，配带一张应急性保健卡片，以备突然发病，昏迷不能自诉时，使他人或医生能迅速而准确地了解病史，从而获得急救处置。

6. 积极防治高血压、糖尿病，减轻体重。

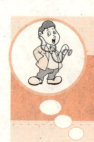

高血压病

高血压病，又称原发性高血压，是一种以体循环动脉血压持续升高为主的全身性慢性疾病。由其他已知疾病所导致的高血压，称为继发性高血压或症状性高血压。

正常成人血压应在140/90毫米汞柱或以下，血压在140/90毫米汞柱或以上为高血压。高血压分为三级：血压在140~159/90~99毫米汞柱为1级高血压；血压在160~179/100~109毫米汞柱为2级高血压；血压在180/110毫米汞柱或以上为3级高血压。

高血压的病因至今尚未十分明确。长期精神紧张缺少体力活动、遗传因素、肥胖、食盐过多者，发病率偏高。一般认为高级中枢功能障碍在发病中占主导地位、体液因素、内分泌、肾脏等也参与了发病过程。

【症状表现】

根据血压的水平和器官病变的程度，高血压病可分为缓性进行性和急性进行性两种,前者包括1级、2级、3级高血压。

1. 缓性进行性高血压病

(1) 血压:血压的高度,通常不超过200/130毫米汞柱。1级高血压,血压波动很大,有时升高,有时正常。2级高血压,血压比较固定,但仍有波动。至3级高血压,则固定地升高。如有显著的主动脉硬化,则舒张压降低,以致脉压升高。

(2) 心脏:1级高血压患者,并无心脏方面的表现。随着病情的发展,可出现心悸和气促,心尖搏动强而有力,心脏扩大(特别是左心室)并向左下方移位,主动脉瓣区第二音亢进,心尖区有因二尖瓣相对性闭锁不全而引起的收缩期吹风性杂音。2级、3级高血压患者,均可能有心绞痛发作。3级高血压患者常出现急性左心衰竭或充血性心力衰竭。有心脏受累表现的高血压病,常称为高血压性心血管病。

(3) 脑:各期患者均可能有轻重不一的头痛、头晕、耳鸣、失眠和易激动等神经系统症状。随着病情的发展,脑部小动脉的硬化逐渐加重。2级、3级高血压患者,可突然发生剧烈头痛、眩晕、意识丧失和偏瘫。以上这些表现如为脑血管痉挛性发作,则不久后所有症状即行消失;如由于脑溢血所致,则在度过危险期后,所遗留的失语和半身瘫痪等症状不易完全恢复,而且可能会再次复发。

(4) 肾脏:1级高血压患者,小便无变化,肾机能正常。以后,由于肾小动脉硬化,尿中可出现蛋白质、红细胞管型。2级高血压患者,肾机能多无改变。3级高血压患者,可能有肾机能减退现象;因而有少数高血压病患者,最后可发生尿毒症。

(5) 其他器官:2级、3级高血压患者,可能有视力紊乱,眼底可出现视网膜动脉硬化现象。有时,患者可能有鼻出血、子宫出血、胃肠或肺出血等现象,这可能为血管壁机能性或器质性病变所致。

2. 急性进行性高血压病,即恶性高血压。此型多侵犯年轻患者(30岁左

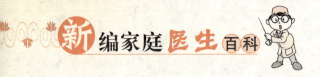

右），病程进展较快，病情较重，处理不及时可造成死亡。发病急骤，血压显著增高（超过200/130毫米汞柱），头痛、呕吐和视力障碍等比较明显，并可有惊厥现象。心脏和肾脏机能迅速减退，甚至发生尿毒症。眼底有明显病变，可由动脉狭小、动静脉交叉处有明显压痕，发展到视网膜出血、视网膜有渗出物和视神经乳头水肿。

高血压病患者，最后常因心力衰竭、脑部并发病或尿毒症而死亡。

【中医治疗】

1. 沙参9～15克，麦冬9～15克，当归9～15克，生地30～45克，枸杞子9～18克，川楝子4.5克。每日1剂，水煎2次，分数次服。主治高血压病。症见头晕目眩、耳鸣、烦躁失眠、口干口苦、舌红少苔或花剥。眩晕重者，加钩藤（先煎后下）、石决明；腰酸痛，脉迟弱，加桑寄生、杜仲；眼花干涩红赤者，加草决明、夏枯草、菊花；口干苦者，加黄芩、酒炒黄连、石斛；失眠重者，加合欢皮、炒枣仁。

2. 决明子24克，枸杞子、菟丝子、沙苑子、桑葚各12克，女贞子15克，金樱子9克。每日1剂，水煎服。滋肝补肾，降压熄风。主治肝肾阴虚性高血压。

3. 昆布、海藻各30克，黄豆150～200克，置锅内加水，文火煲汤，少加白糖调味，每日服2次。

【食疗药膳】

番茄山药粥：番茄100克，山药20克，山楂10克，大米100克。将山药洗净，切片；番茄洗净，切牙状；山楂洗净，去核，切片；大米淘洗干净，待用。把大米、山药、山楂同放锅内，加水800毫升。将锅置武火烧沸，用文火煮30分钟，加入番茄，再煮10分钟即成。每日1次，每次吃粥100克。补脾胃，益气血，降血压。可作为高血压患者常服膳食，夏季食用效果更佳。

【健康提醒】

1. 加强体育锻炼，可以练气功、太极拳等。
2. 保持心情舒畅、乐观。避免过度劳累，保持足够睡眠。
3. 切忌暴饮暴食，宜食低脂肪、低胆固醇、清淡、少盐、易消化的食物，多食水果、蔬菜，忌烟酒。

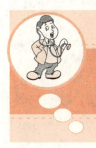

低血压

动脉血压低于正常血压标准值，称为"低血压"。成年人血压的收缩压如果低于90毫米汞柱，舒张压低于60毫米汞柱，就是低血压。低血压可以分为急性低血压、慢性低血压和直立性低血压。有些慢性低血压的人，低血压可能是由于其他疾病造成的，如有些内分泌方面的疾病（慢性肾上腺皮质功能不全、腺垂体功能不全或甲状腺功能低下）。显著的营养不良患者，可能会出现低血压。有些患有严重慢性病的患者，由于长期消耗，造成营养不足，也会患低血压。还有些心脏病的患者（如慢性缩窄性心包炎）血压也低。

【症状表现】

低血压常表现为精神疲倦、乏力、健忘、头晕、头痛，甚至晕厥，或心悸，心前区压闷感。直立性低血压是在体位改变，突然站立时，出现头晕、

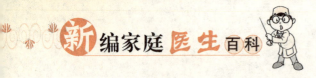

无力、衰弱感,甚至大小便失禁,慢性肾上腺皮质功能减退症还可伴有体重下降、食欲不振、恶心呕吐等症状。

【中医治疗】

1. 肉桂、仙灵脾、枸杞子各9克,补骨脂、黄精各12克,熟地、山萸肉、制附片各10克。水煎服,每日1剂,分2次服。温肾填精。适用于肾精亏损所致低血压。肢冷者,加巴戟天、鹿角片、紫河车;舌红、口干者,加生地、麦冬;气短神疲、头晕欲倒者,加人参;脉律缓慢、怕冷者,加干姜、细辛,酌用麻黄;舌质偏黯或紫气者,加川芎、当归、红花。

2. 熟地、麦芽各30克,潞党参、葛根、炒白术、炙甘草、当归、枸杞子、柴胡、醋香附、桔梗、鹿角胶(烊化)各10克,炙黄芪、炒枳壳、山萸肉15克,陈皮、升麻、砂仁(后下)各6克,细辛3克,红枣5枚,生姜5片。每日1剂,水煎3次分3次服。30剂1个疗程。补元益精,疏肝升清。主治体质性低血压。

3. 黄芪16克,水煎去渣,取汁与大枣10枚,糯米50克同煮成粥。每晚服1次,连服2个月。

【食疗药膳】

菠萝炒鸡片:菠萝肉250克,鸡脯肉100克,精盐、味精、胡椒粉适量。将菠萝肉、鸡脯肉分别洗净,切成薄片。先将鸡脯肉片和精盐炒至半熟,再放菠萝同炒,注入适量清水,加盖片刻,焖至熟透。下味精、胡椒粉,炒匀。单食或佐餐。适用于低血压眩晕,手足软弱无力患者食用。

【健康提醒】

1. 当突然站起时有头晕现象,要养成慢慢站起的习惯。
2. 慢性低血压一般不需做特别治疗。

3. 对直立性低血压，指导患者要加强体育锻炼、提高体质，养成睡眠时使用稍高枕头，醒后应稍待片刻再下床活动，从座椅站立起来时也应慢慢地起立。

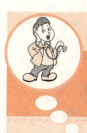

心力衰竭

心力衰竭是指心脏由于本身的病变或心脏以外的病变以致心肌的收缩力不足时，心脏输出的血量便不能满足身体组织的需要，出现的血液循环障碍和由此引起的一系列症状和体征。心力衰竭是各种心脏病常见的一个并发病。

引起心力衰竭的主要原因有：

1. 心肌过劳：在心瓣膜病时，由于瓣膜的缺陷，以致血液循环发生障碍，心脏为要代偿这种缺陷，工作必然加重，久之即因心肌过劳而发生心力衰竭。慢性风湿性心脏病和梅毒性心脏病均属此类。高血压性心脏病和肺原性心脏病，也可因心肌过劳而引起心力衰竭。

2. 心肌血液供应障碍：在冠状动脉性心脏病时，因为到达心肌的血液比心肌所需的量少，也就是心肌血液供应不足，久之可致心力衰竭。严重贫血时，由于血内运送氧气的血红蛋白量减少，也可引起心力衰竭。钩虫病所致的贫血，即可造成贫血性心脏病。

3. 感染性或毒性产物对心肌的影响：风湿热、伤寒和白喉等可引起心肌炎，而影响心肌的收缩力。

4. 内分泌障碍：如甲状腺性心脏病和黏液水肿性心脏病。当心肌的收缩力发生障碍时，即出现各种调节机制，如心搏加快和心肌肥大等，以增强心肌的收缩力和心脏的输血量，使初期的心脏机能不全得到代偿，因而没有症状出现。这些调节机制是通过神经系统的反射过程而实现的。心力衰竭继续发展，则代偿机能失调，于是就出现一系列的症状。感染、劳累、妊娠、分娩、心房纤维性颤动、阵发性心动过速、由静脉迅速或大量输入液体等，均可加重有病心脏的负担而诱发心力衰竭。

【症状表现】

由于各种心脏病的性质不同，因而心力衰竭的部位亦各异。在临床上，可分为左心衰竭和右心衰竭2种，二者的表现不同，但常同时存在。

1. 左心衰竭：是左心室收缩机能衰弱所致。肺循环中有瘀血现象。最常见的原因是主动脉瓣疾患、高血压性心脏病和冠状动脉性心脏病；二尖瓣狭窄可引起左心房衰竭和肺瘀血。

（1）症状：主要的症状为呼吸困难。初期仅发生于劳动后，晚期则休息时也可出现。呼吸困难的原因是由于肺部充血所致的肺活量降低以及肺部呼吸反射增强。患者可突然发生强烈的呼吸困难，这种呼吸困难，称为心脏性哮喘。发作常于夜间突然出现，此时患者必须坐起，并有剧烈的气喘和咳嗽，可吐出粉红色泡沫样痰。患者情绪不安、面色苍白，有时出冷汗，脉快而弱并有心悸。轻者稍坐片刻后，呼吸困难即可停止；重者可继发肺水肿，症状加剧。

（2）体征：患者呼吸困难，须端坐呼吸；患者左心增大，心尖第一音降低而肺动脉第二音则常增高，心脏杂音可因病因不同而异。常出现奔马律（1个心动周期中有3个心音出现）和交替脉（脉搏一强一弱，互相交替）；由于肺部充血，故有大量湿性啰音。但静脉压一般正常。

2. 右心衰竭：由右心室收缩机能衰弱而引起。体循环中有瘀血现象，最常见的原因是晚期的二尖瓣狭窄、肺部疾患，或继发于左心衰竭之后等。

心内科疾病

（1）症状：有呼吸困难、心悸、咳嗽、上腹部饱胀或隐痛（肝脏充血肿大所致）。

（2）体征：患者常出现发绀；患者颈静脉怒张，肺底部有湿性啰音，心尖区搏动呈弥漫性，有时可触到震颤。心脏向两侧扩大，心率快，可能不规则。由于病因的不同而有不同的杂音；肝脏肿大，常有压痛；足部和小腿处常最先出现水肿，以手指压迫时可出现凹陷，以后水肿逐渐向上，延及全身，并可能有腹膜腔或胸膜腔积液。

（3）实验室检查：静脉压增高；尿量减少、色深、比重高，尿中含少量蛋白质、红白细胞和管型；酚红排泄率可略降低。

【中医治疗】

1. 人参、肉桂各10克，五味子、当归、半夏、茯苓、川芎、远志、酸枣仁、柏子仁各15克，黄芪30克，茯神20克，甘草5克。水煎服，每日1剂。补脾养心。适用于心力衰竭，证属心肺气虚型，症见神疲乏力、短气自汗、动则加剧、食少纳呆、咳嗽喘促、心悸怔忡、面色青灰、舌淡或青紫、苔薄白、脉沉弱或结代。

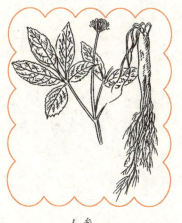

人参

2. 葶苈子、桑白皮、生黄芪、车前子、太子参、丹参各30克，泽泻、麦冬各15克，五味子、全当归各10克。水煎服。重症日服2剂分4次服，病情缓解后改为日服1剂。

【食疗药膳】

参姜鸡蛋汤：人参3克，生姜6克，鸡蛋1个。将人参及生姜切碎，入锅中，加水煎至150毫升，去渣待沸腾时，将蛋清加入药液中，调匀，空腹饮用。常食对于下肢水肿为主的右心衰患者有一定益处。

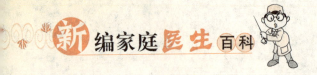

【健康提醒】

1. 本症由于病情严重,死亡率高,且药物副作用大,故用药应由正规医院医师指导操作,切忌私自在家中处理,以防发生不测。

2. 防寒保暖,保持情绪稳定,避免过度劳累。

3. 限制食用钠盐的摄入量。

4. 积极治疗原发疾病,避免感染。

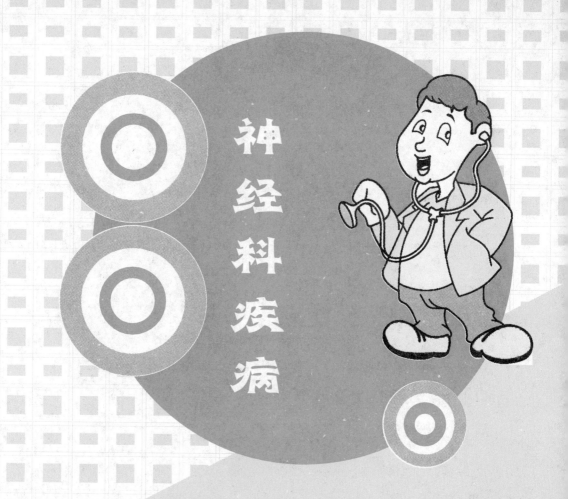

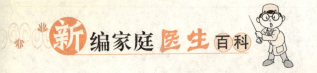

神经衰弱

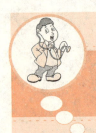

神经衰弱是最常见的一种神经官能症,多发生于青年和中年人,紧张的脑力劳动者更易发病。致病原因主要是高级神经活动的过度紧张。神经衰弱是神经活动的机能性障碍,并非器质性损害,只要适当地注意生活规律,再加上及时合理的治疗,都是可以恢复健康的。

【症状表现】

神经衰弱一般发病缓慢,症状多种多样。但按照疾病的发展进程,可以归纳为以下几个阶段:

1. 早期:患者心情烦躁,情感不稳定,可因为一些小事对别人发脾气或哭泣。注意力不集中,常出现丢三落四和工作不沉着、不坚持的现象。记忆力也减退。此外,还有失眠(主要是不易睡着)、多梦和头昏脑胀的现象。

2. 中期:症状逐渐加重。注意力不集中,记忆力减退特别明显。不能忍受强烈的光线和较大的声音。晚上经常失眠,白天很容易疲倦。头脑闷胀并且疼痛。有时眼花耳鸣,腰酸背痛。此外还有多种多样的植物神经机能紊乱的症状,如心慌、气促、食欲不振、胃肠饱满、阳痿、遗精和早泄等。

3. 后期:如果疾病继续发展下去,则患者整天软弱无力,而上述各种症状都变得更为严重。稍一活动就心跳、气喘,患者精神委靡,甚至经常需要卧床休息;植物神经的症状也表现得更加明显。

神经科疾病

在疾病发展的整个过程中，头昏、头痛、失眠、易疲倦和记忆力减退是最多见而突出的症状。客观检查，有时可以发现皮肤湿润、多汗、腱反射亢进、感觉过敏和心搏加快等现象，但没有严重的器质性疾病。

【中医治疗】

1. 党参、炙黄芪、当归、朱茯神、炒枣仁各15克，炒白术、远志、木香各10克，龙眼肉12克，生龙齿30克，炙甘草6克。水煎服，每日1剂。补养心脾，益气养血。适用于心脾气虚，症见心虚善惊、终日坐卧不安、心悸难眠、食少乏力、眩晕健忘、头艰绵绵、腹胀便溏、面色萎黄、舌质淡、苔薄白、脉缓弱。

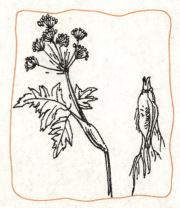

当归

2. 党参、当归、茯苓各100克，丹参、玄参、麦冬各75克，生地、远志、桔梗、夜交藤各50克，柏子仁25克，五味子62.5克，朱砂12.5克，珍珠母125克。共为细末，每100克药粉加蜂蜜110克，制成重9克蜜丸。每次服1丸，每日服3次。10日为1疗程。

3. 按摩涌泉穴（四肢向后）：两手摩擦至热后，用右手中间三指擦左足心，至足心发热为止，然后依法用左手擦右足心。一般以擦4次为佳，按摩这个穴位，有助于缓解失眠、心悸的症状。

【食疗药膳】

酸枣仁汤：酸枣仁25克，甘草2.5克，知母、茯苓、川芎各5克或单味酸枣仁25克或单味丹参25克，睡前煎服，可治失眠。

莲子百合：莲子肉30克，龙眼肉5克，百合30克，炖熟或煮粥食用。

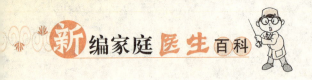

【健康提醒】

1. 要树立起战胜疾病的信心，多参加文娱、体育、劳动，转移注意力。
2. 避免和减轻精神压力，有意识地锻炼心理承受能力。
3. 工作和生活规律化，每天要有必要的休息，但也不需完全停下工作进行休养。脑力劳动应适当减少，体力劳动不要引起过分劳累。

偏头痛

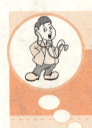

偏头痛，又称血管性头痛，慢性复发性头痛中最常见的一种。由于发作性颅内外血管舒缩功能不稳定以及某些体液物质暂时改变所引起的。疲劳、月经、情绪激动、气候变化等是偏头痛发作的诱因。常在青春期开始发病，女性最为多见，常与月经有关；可发现家族史。

【症状表现】

1. 发作多在晨间，患者可在起床后感到眩晕，数分钟后发生视觉变化，表现为暗点、闪光、视物模糊、偏盲、甚至黑朦，历时约 5～30 分钟，或者感觉偏身麻木、无力、疲乏等。随后患者一侧太阳穴旁出现钝痛，继而扩散至整侧。疼痛剧烈，多呈搏动性跳痛或炸裂样疼痛，常持续数小时到 1 天，进入睡眠后疼痛终止，次日可完全恢复。头痛剧烈时常伴恶心、呕吐或大便感等肠胃症状，且可出现面色苍白、心跳加快或变慢。

神经科疾病

2. 头痛反复发作，可数日或数周 1 次，如未得到适当的治疗，头痛发作时间逐渐延长，且间歇期逐渐缩短。

【中医治疗】

1. 川芎 30 克，白芍 15 克，白芥子、香附各 10 克，柴胡、郁李仁、甘草各 6 克。兼风寒，加桂枝、细辛；兼风热，加生石膏、菊花；兼风湿，加羌活、蔓荆子；兼肝阳上亢，加石决明、天麻；血瘀重，加桃仁、红花。理气活血，通络止痛。气滞血瘀，风邪阻络。

2. 升麻 18 克，生地 15 克，雨前茶 12 克，黄芩、黄莲各 3 克，柴胡 8 克，白芷 6 克。以上药水煎，取汁顿服，每日 1 剂。具有滋阴、清热、泻火之功效。适用于偏头痛。

3. 揉太阳穴：常揉太阳穴不仅能够加快局部血液循环、健脑提神、消除疲劳，且对偏头痛也有一定疗效。具体方法是：每天清晨醒后

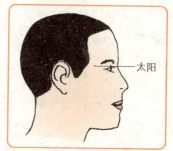

和晚上临睡以前，用双手中指按压太阳穴分别进行顺时针及逆时针揉动，各揉动 10 次，偏头痛常可明显减轻。

【食疗药膳】

菊花粥：菊花末 15 克，粳米 100 克。先用淘洗后的粳米煮粥，待粥将成时，调入菊花末稍煮一二沸即可。清肝火，散风热。适用于肝火所致的偏头痛，证见心烦易怒面红者。

【健康提醒】

1. 平时应避免或减少日晒，头痛发作时宜进入安静而避光的环境内，并卧床休息，尽可能促其睡眠。

2. 注意气候变化，防止感冒。注意劳逸结合，避免过度疲劳和精神紧张，

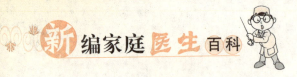

女性在月经周期中尤要注意休息。

3. 美国医学专家发现，20%的饭后偏头痛与食品有密切关系。一些食品中含有某些化学物质，对这些化学物质敏感的人食用后就易引起脑血管扩张，产生偏头痛现象。如患者属于饮食性偏头痛，最好避免食用下列食物：巧克力、奶酪、熏制的香肠和肉食、干果（如核桃、榛子、葡萄干等）、柑橘、柠檬、李子、腌制的海产品、含有添加剂的食物、酒（尤其是红葡萄酒和啤酒）。

4. 精神紧张、焦虑、忧郁是偏头痛的性格特征；神经质倾向者易发生偏头痛，这类人习惯追求完美，主观而且任性；使用不成熟的应付、对待事件的方式，也可能是导致偏头痛的危险因素。因此，有偏头痛的患者应注意纠正不良的行为方式，放松思想，解除紧张情绪，保持心情轻松愉快，不动怒，少忧虑。

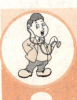

三叉神经痛

三叉神经痛，即通常所说的"脸痛"，是发生于面部三叉神经分布区域内的一种短暂的、反复发作的剧烈疼痛，易与牙痛相混淆。分为原发性和继发性两类。前者病因不明；后者由炎症、外伤、肿瘤、血管病等引起。常于40岁后起病，女性较多。

神经科疾病

【症状表现】

1. 原发性三叉神经痛为骤然发生的剧烈疼痛，呈切割样、针刺样和阵发性。一次发作持续数秒钟至数分钟，可连续多次发作。疼痛部位严格限于三叉神经感觉支配区内，最常见的是下颌和（或）上颌区域内疼痛。从事一些涉及三叉神经运动功能的动作（如刷牙和咀嚼）或触及三叉神经支配区域内的一些触发点（如上下唇、鼻翼外侧等）可激发疼痛的发作。严重者在发作时伴有同侧面部肌肉的反射性抽搐。缓解期正常。随病程进展，缓解期日益缩短。多为单侧性，个别病人可先后或同时发生两侧疼痛。一般神经系统检查无阳性体征。

2. 继发性三叉神经痛以青壮年多见，疼痛的部位、性质及触发点与原发者相同。但疼痛较持久，检查可见三叉神经等损害的阳性体征，如面部感觉障碍、角膜反射迟钝及咀嚼肌瘫痪、萎缩等。应检查有无肿瘤或其他病变压迫三叉神经或累及其在脑干内的通路。

【中医治疗】

1. 川芎20克，荆芥、防风、羌活各10克，白芷12克，细辛3克，全蝎5克，蜈蚣3条，薄荷、生甘草各6克。祛风散寒，通络止痛。适用风寒阻络型三叉神经痛，症见颜面阵发性疼痛、紧束感，遇寒加重，遇热稍减，或伴恶寒发热、鼻流清涕、口不渴、舌淡苔薄白、脉浮紧。

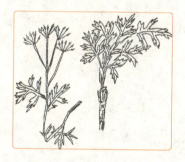

防风

2. 川芎15克，赤芍、僵蚕各12克，桃仁、红花各9克，麝香0.5克（冲），老葱3根，全蝎5克，香附10克。活血化瘀通络。适用络脉瘀阻型三叉神经痛，症见日久不愈，痛有定处如针刺、面色晦暗、目涩、皮肤粗糙、心悸、舌质紫暗或有斑点、脉弦细涩。

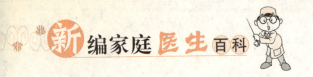

【食疗药膳】

川芎鸡蛋汤：川芎10克，鸡蛋2个，葱5根。将这些材料一同放入砂锅中加水煮，鸡蛋熟后再去壳煮片刻，吃蛋喝汤。每日1次，连服数日。适用于风寒犯上之三叉神经痛。

【健康提醒】

1. 保持精神愉快，避免精神刺激；尽量避免触及"触发点"。
2. 饮食应富有营养；起居规律，保证足够的睡眠和休息；室内环境应安静、整洁，空气新鲜。

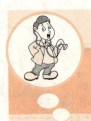

坐骨神经痛

坐骨神经痛不是一个独立的疾病，而是许多病的一种症状。坐骨神经受到不同的病因侵害时，都可沿着神经发生疼痛和触痛。最常见的病因是风湿性坐骨神经炎和腰椎间盘突出症，其疼痛发生于一侧，患者以中年男性较多；骨盆及其附近关节、腰段脊髓腔、盆腔内和身体其他部位的器官组织炎症或肿瘤等（常常是恶性瘤转移）均可使坐骨神经发炎或受压迫而引起本病；糖尿病或臀部注射奎宁等药物也可致病。起病常是急性或亚急性，可有受寒或外伤病史。

神经科疾病

【症状表现】

疼痛多先自臀部或下腰部开始,然后沿着大腿后面向下放射,直到脚跟;有时也可由下向上发展。痛的性质是持续的,一阵阵加剧,如针刺或火烧,患者不愿用力咳嗽或大便。站起时,腰向痛的一侧弯,甚至不能行走或翻身,尤其是晚上更是如此。患者常喜侧卧,弯曲痛侧下肢,使该侧的神经不受牵拉而减轻疼痛。臀中部、臀线的中点、腘窝和小腿中部等处,沿坐骨神经有触痛点。病人仰卧时,患侧的膝关节伸直再将下肢慢慢抬高到离床面30°~40°时,就会发生疼痛,患侧的踝反射可以减退或消失。通常没有感觉障碍,但有时可见小腿外后侧的皮肤触觉和痛觉减退。

常见的坐骨神经痛,通常起病后数日疼痛即可到达最高峰。以后则起伏不定,有的持续疼痛数周或数月才慢慢好转,但可复发。其他病因所引起的坐骨神经痛要依原发病的治疗效果而定。

【中医治疗】

1. 制川乌9克,麻黄6克,黄芪、白芍、木瓜、牛膝、蜂蜜各15克,乌梢蛇10克,蜈蚣2条,甘草5克。水煎服,每日1剂。祛寒除湿,温经通络。适用于寒湿阻络型坐骨神经痛,症见腰腿痛、遇寒即发或加剧、得热痛缓,形寒肢冷,肢体拘急,屈伸不利,舌淡、苔白,脉沉紧。

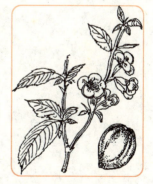

木瓜

2. 熟地、独活、骨碎补、续断、杜仲、狗脊、千年健、牛膝、五加皮、伸筋草各30克,青藤香10克,钓鱼杆草20克。制成药丸备用或短期性1次服用蜜丸。如制丸不便可作散剂服用,每次10克,日服3~4次。

3. 拔罐疗法:点燃小纸团或小酒精棉球,等充分燃烧后即投入火罐(瓷制或玻璃制,亦可用小茶杯、竹筒等代替)内,片刻火熄后,迅将火罐口贴紧痛处的皮肤（注意避免烫伤皮肤），吸住皮肤后，置15分钟。可每日进行1次，一般每疗程做8~10次。

【食疗药膳】

当归米酒饮：全当归30克，米酒500毫升。全当归洗净后切片，米酒一同放入酒瓶内，盖上盖浸泡7日即成。每日1次，每次饮10毫升。10日为1个疗程。和血通络。用于坐骨神经疼位固定者。

【健康提醒】

避免受寒和潮湿，劳动中应注意勿扭伤腰部。

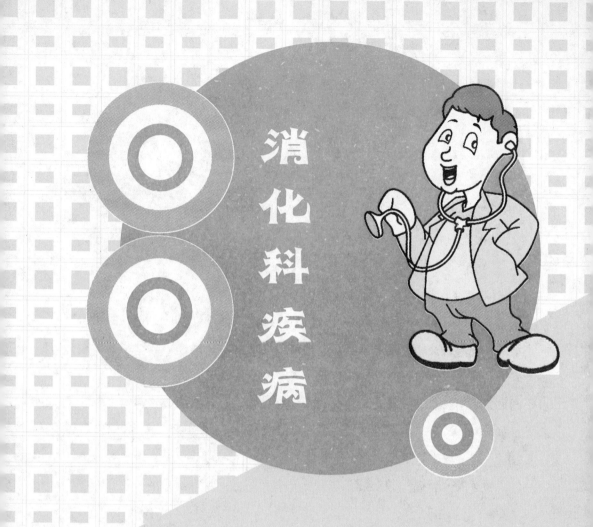

消化科疾病

急性胃炎

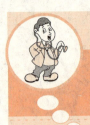

急性胃炎是由不同病因引起的胃黏膜,甚至胃壁(黏膜下层、肌层、浆膜层)的急性炎症,是胃黏膜的一种自限性疾病。致病原因有细菌和毒素的感染、理化因素的刺激、机体应激反应及全身疾病的影响等。根据病因的不同可分为急性外周性胃炎(包括急性单纯性胃炎、急性腐蚀性胃炎、急性糜烂性胃炎)和急性内周性胃炎(急性感染性胃炎、急性化脓性胃炎),一般以急性单纯性胃炎为多见。

中医属"胃痛"、"呕吐"、"恶心"等范畴。

【症状表现】

具体表现因病因不同而表现不同,常见的症状有上腹部不适、疼痛、恶心、呕吐、吐血、便血等。

【中医治疗】

1. 藿香15克,紫苏、桔梗、白术、厚朴、半夏、茯苓、橘皮各10克,白芷6克,大腹皮5克,大枣2枚。疏邪解表,化浊和中。适用于外邪犯胃型急性胃炎,症见发热恶寒、胸脘闷满,甚则疼痛、恶心呕吐或大便泻泄、苔白腻等。

2. 马齿苋30克,黄芩15克,蒲公英20克,藿香、川连各10克,木香、生甘草各6克。将上药加水煎3次后合并药液,分2~3次口服,每日1剂。

消化科疾病

主治急性胃炎。

3. 指压按摩疗法：以手指和手掌按摩背部的胃俞穴、肝俞穴、脾俞穴和腹部的巨阙、中脘、天枢穴。方法是用手掌由上向下按压三个穴位所在的背骨两侧，然后用拇指指腹按压并以画圆方式指压。接着按压腹部穴位，用四指指压这些穴位，不要太用力，以自己感觉舒服为宜。还可以用生姜或大蒜热灸这些穴位，也有很好的疗效。

【食疗药膳】

马铃薯熬汁：马铃薯250克，加水适量，捣烂绞汁，煮沸后停火，饮服时需温热。早晚各1杯（约180毫升），连服1个月。本方具有补气、健脾、消炎之功效。可用于急性胃炎的辅助治疗。

【健康提醒】

1. 及早彻底治疗，以防病情经久不愈或反复发作而发展为慢性浅表性胃炎。

2. 忌用或少用对胃黏膜有损害的药物，以免刺激胃黏膜，引起上腹部不适、恶心、呕吐，有活动性胃炎时，易引起胃溃疡及不易察觉的胃出血，还可抑制体内前列腺素的生物合成，使胃黏膜保护作用减弱，加重胃黏膜损伤。如果必须应用这些药物时，一定要饭后服用，或者同时服用抗酸剂及胃黏膜保护剂以防止对胃黏膜的损害。

3. 积极治疗口腔、鼻腔、咽部的慢性感染灶，以防局部感染灶的细菌或其毒素蔓延，造成胃黏膜的炎症。

4. 饮食宜清淡，富有营养，规律有节，定时定量，切忌过饥过饱、暴饮暴食。同时避免进服用浓茶、咖啡、香料、粗糙生硬的食物。戒烟、戒酒，以防损伤胃黏膜。

5. 避免精神紧张、心情忧郁及过度疲劳，生活有节、劳逸结合、情绪乐观。同时应加强体育锻炼，增强体质，加强胃肠运动功能。

慢性胃炎

慢性胃炎是由于胃黏膜受到各种致病因子的经常侵袭而发生的一种慢性、非特异性、炎症性或萎缩性的病变，是一种常见的胃病。按胃镜形态学和组织病理学的观察，一般分为慢性浅表性胃炎、慢性萎缩性胃炎和胃萎缩、慢性糜烂性胃炎和慢性肥厚性胃炎四种。

致病因素有：长期的进食或服用刺激性食物、药物；细菌感染；中枢神经功能失调，使胃黏膜的保护功能下降，造成营养障碍，导致慢性炎症；胆汁返流，可破坏胃黏膜屏障而引起炎症；免疫因素。

中医属"胃痛"、"胃痞"、"泛酸"、"呕吐"等范畴。

【症状表现】

1. 表现为长期存在的、逐渐加剧的消化不良症状，即食欲减退、饭后上腹灼烧感和饱满、嗳气、恶心，甚至呕吐等。这些症状常在饮食不慎时发生。慢性肥厚性胃炎的症状可能和溃疡病者相似，如典型的节律性上腹疼痛等；但溃疡病的疼痛可为食物和碱剂所缓解。少数病例甚至有呕血状况，但无胃穿孔发生。

2. 检查时，患者可有舌苔和腹上部触痛。萎缩性胃炎患者，胃酸减少或缺乏；肥厚性胃炎患者，胃酸增加。

3. 萎缩性胃炎，可以并发低色素性或恶性贫血，甚至胃癌。肥厚性胃炎，

消化科疾病

可以并发幽门梗阻（胃炎在幽门前区时）和胃出血。

【中医治疗】

1. 苍术、厚朴、藿香、木香、半夏、陈皮各10克，檀香、砂仁、甘草各3克，白豆蔻5克。清热泄浊，和胃消痞。适用于脾胃湿热型慢性胃炎，症见胃脘胀痛明显、嗳气、嘈杂、口中黏腻，或口苦口臭、大便不畅、胸闷痞塞、纳差、舌质稍红、苔黄厚腻、脉弦滑。

2. 炒五灵脂、当归、柴胡、红花各10克，川芎、赤芍、乌药、元胡、甘草、香附、枳壳各6克，三七5克。活血通络，化瘀止痛。适用于胃络瘀血型慢性胃炎，症见胃脘刺痛或痛有定处，按之加重，日久不愈，大便色黑，舌质暗红或紫暗，有瘀斑，脉弦涩。

【食疗药膳】

羊肉萝卜汤： 羊肉500克，萝卜300克，豌豆100克，草果2个，生姜、葱、香菜、胡椒粉、精盐、醋各适量。将羊肉洗净，切成2厘米见方的小块；豌豆择选干净，淘洗净，萝卜切成3厘米见方的小块；香菜洗净，切段。锅内加水适量，放入草果、羊肉、豌豆、生姜，置武火上烧沸后，改文火炖煮1小时，再放萝卜块煮熟。放入胡椒粉、精盐、香菜装碗即成。每日1次，每次吃羊肉50克，喝汤，羊肉用醋蘸着食用。暖脾胃，化积食。适用于慢性胃炎者。

【健康提醒】

1. 保持精神愉快，避免精神刺激，注意生活起居要有规律，保证充足的睡眠。

2. 忌食生冷、辛辣之物，不酗酒，不暴饮暴食，多吃易消化、营养价值高的软食，多吃新鲜蔬菜及水果，进食时应细嚼慢咽，并定时、定量。

3. 停服刺激性药物，戒除烟酒，治疗口咽部慢性感染等。

急性胃肠炎

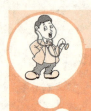

急性胃肠炎是由于饮食不当,进食发酵分解或腐败污染的食物所致的肠道急性炎症,其致病菌多为沙门氏菌属,由于微生物对肠黏膜的侵袭和刺激使胃肠道的分泌、消化、吸收和运动等功能发生障碍,最终导致粪便稀薄,排便次数增加。

中医属"呕吐"、"腹痛"、"泻泄"等病症范畴。

【症状表现】

1. 患者多在夏秋季突然发病,并多有误食不洁食物的病史,有呈暴发性流行的特点。病人多表现为恶心、呕吐在先;继以腹泻,每日3~5次甚至数十次不等,大便多呈水样,深黄色或带绿色,恶臭,可伴有腹部绞痛、发热、全身酸痛等症状。

2. 患急性胃肠炎症状持续2天以上,体温达到或超过39℃,或经过治疗后病情复发,说明可能有更严重的消化系统疾病;大便中有黏液或血,或是呕吐物中有血,表明有内出血,应立即去看急诊;如果出现严重的腹痛和腹胀,可能是阑尾炎或其他腹部疾病。

【中医治疗】

1. 焦山楂、神曲、制半夏、陈皮、莱菔子、大腹皮各10克,茯苓12克。水煎服。消食化滞,和胃降逆。适用食滞胃肠型急性肠胃炎,症见恶心厌食、

消化科疾病

吐后反快、腹痛、泻下秽臭、气迫不爽、泻后痛减、苔厚腻等。

2. 金银花（炒）、车前子（包）、赤茯苓各9克，粉葛根、淡黄芩各6克，苦参片、川黄柏、青皮、陈皮各3克，川黄连、广木香（后入）、炮姜炭各2.4克。每日1剂，水煎分2次服。理气止痛，健脾止泻，主治急性胃肠炎。

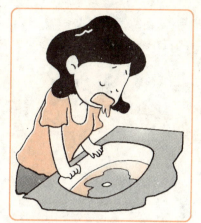

3. 急症处理：重症患者剧烈呕吐时，应卧床休息，禁食及口服药物6~12小时以后渐进流质、半流质，忌食多脂肪及多纤维素食物。腹泻量多者应多饮淡盐水。呕吐物及粪便应妥善处理，防止交叉感染。

【食疗药膳】

蒜头粥：紫皮蒜1~2头，面粉50克。大蒜去皮，洗净，捣成蒜泥，面粉加清水和成糊状；锅内加清水200毫升，等水开时将面糊缓缓倒入，边倒边搅；然后放入蒜泥、精盐调味。具有除湿解毒、温中消积的功效。适用于急性胃肠炎。

【健康提醒】

1. 加强饮食卫生，养成良好的个人卫生习惯。
2. 加强食品、肉类管理，扑灭鼠、蝇、蟑螂等，防止食品污染。
3. 腹泻治愈后的2周内不要吃奶制品。
4. 胃肠炎症状消失后多吃含乳酸杆菌的新鲜酸奶、香蕉、全谷类及蔬菜，这些食物均可以缓解胃部不适，并在消化系统内保存对人体有益的细菌。

消化性溃疡

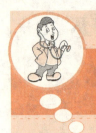

消化性溃疡的发生与胃酸和胃蛋白酶的消化作用密切相关，故名为消化性溃疡。因为发生的部位多在胃和十二指肠，故又称为"胃及十二指肠溃疡"。消化性溃疡除发生在胃及十二指肠外，少数可发生在食管下段、胃空肠吻合口、美克尔憩室等处。本病是一种多病因疾患，遗传、地理环境、精神、饮食及药物等因素均与此有关。

中医属"胃痛"、"呕吐"等范畴。

【症状表现】

长期周期性发作的节律性上腹部疼痛，可伴泛酸、流涎、恶心、呕吐、嗳气等，还可并发出血、穿孔及幽门梗阻等。溃疡活动期有上腹部局限性压痛，溃疡相应部位的皮肤可有疼痛性敏感区。胃溃疡的压痛位置偏中，一般在剑突下；十二指肠溃疡常在腹部偏右。少数患者于背部6～12胸椎棘突附近有压痛。

【中医治疗】

1. 丹参、当归、白芍药各10克，五灵脂、延胡索各6克，血竭5克，制乳香、檀香、制没药、砂仁各3克。水煎服。活血化瘀，通络和胃。适用瘀血阻络型消化性溃疡，症见胃痛如刺如割、痛处不移、有呕血或黑便史、舌质紫黯或有瘀斑。

消化科疾病

2. 党参、当归各20克，黄芪30克，赤芍15克，茯苓、白术、枳壳、广木香、乌贼骨、浙贝、甘草各10克，三七6克（研粉吞服）。每日1剂。煎前用冷水浸泡1小时，煎2次，每次煎开30分钟，两药汁混合后分3次服。益气活血，理气和中。主治胃及十二指肠壶腹部溃疡，症见胃脘胀痛、泛酸纳少、肢倦乏力、面色萎黄、脉沉细、舌淡、苔白。

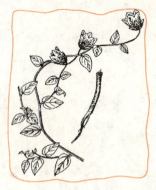

党参

3. 生姜250克，洗净切碎，放入洗净的猪肚（1个）中，文火煲熟，加盐少许，喝汤吃肚，每天吃1个，连吃3~4个。

【食疗药膳】

蜜枣白芨粥：糯米100克，大枣5枚，白芨粉15克，蜂蜜25克。加水煮粥，将熟时投入白芨粉，改文火稍煮片刻，待粥汤黏稠即可食用。每日2次，10天为1个疗程。甘缓和中，收敛止血，消肿生肌。适用于溃疡病疼痛伴少量出血患者。

【健康提醒】

1. 溃疡活动期宜注意休息，生活有规律，平时亦要注意劳逸结合。饮食宜温软，以流质或半流质饮食为主，注意营养，避免刺激性饮食，并注意少食多餐，定时定量，随症状改善逐步过渡到正常饮食。

2. 改善后也要注意精神及饮食调理，避免过度紧张与焦虑。

3. 逢天气变化，生活节律变化、紧张焦虑，或出现溃疡病症状时，应及时服药，避免复发。

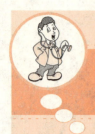

细菌性痢疾

细菌性痢疾是较常见的一种肠道传染病，由痢疾杆菌所致。主要表现有发热、大便次数增多、夹杂黏液脓血、腹痛、里急后重等。全年均可发病，但常在夏、秋季节流行，一般在7～9月达到高峰。中毒型痢疾是细菌性痢疾的危重临床类型，起病急、发展快、病情重、易引起死亡，必须积极抢救。菌痢大多预后良好，若同时并发肺炎等病，则病情易于恶化；但中毒性痢疾持续昏迷，反复惊厥，或伴有严重营养不良，或伴发严重腹胀和泻下红赤较多者，预后不良。

【症状表现】

1. 急性细菌性痢疾

（1）普通型（中等型）：即常见的典型病例，起病急骤，体温39℃或更高，大便频数，每日10～30次，粪便带黏液及脓血，里急后重，有恶心呕吐，阵发性腹痛，伴全身无力，食欲减退。

（2）轻型：不发热或微热，也无其他中毒症状，只有轻度腹泻。粪便内有少量脓血，或只有黏液并无脓血。2～3日内好转，1～2周即可痊愈。

（3）重型：肠道症状明显，每日大便次数多至30次以上，脓血便，偶尔排出大片伪膜。体温或高或低，伴全腹剧烈疼痛，里急后重，肛门括约肌松弛，并有呕吐、酸中毒及其他重症脱水现象。

消化科疾病

(4) 中毒型：多见于 2～7 岁的儿童。发病急骤，病情严重，可在发病 1～2 日内死亡。大多数病儿有高热，肛温常在 39.5℃ 以上，可达 41℃ 或更高。少数病例开始为普通型痢疾，1～2 日内转为中毒型。神志方面轻症病例有明显的嗜睡、谵语或烦躁不安。病重者往往发生惊厥，惊厥次数频繁或持续时间较长者，常易导致昏迷。昏迷症状出现较早或程度较深，均为病情严重的表现。

2. 慢性细菌性痢疾

病程超过 2 个月者。常无发热、急性腹痛或中毒症状，体温有时略高，但无定型，胸腹部感觉不适，无食欲，有时恶心、呕吐，日见消瘦。粪便含大量黏液，但不一定带脓血，有时黏液便与脓血便交替出现。慢性细菌性痢疾依病情分为轻型及重型。重型往往好转与恶化交替出现，迁延不愈，严重者可以致命。在慢性痢疾过程中有急性发作者称再发型。

【中医治疗】

1. 黄莲 1.5 克，金银花 12 克，白头翁、赤芍、黄芩、地榆、贯众各 10 克，黄柏、秦皮各 6 克。清热凉血解毒。适用于疫毒痢，症见发病急骤、痢下鲜紫脓血、腹痛剧烈、里急后重较湿热痢为甚，或壮热口渴、头痛烦躁、甚则神昏痉厥、舌质红绛、苔黄燥、脉滑数。

2. 赤石脂、干姜、诃子、罂粟壳、肉豆蔻、白术、人参、赤芍各 10 克，粳米 15 克，肉桂 6 克，木香 3 克。温补脾肾，收涩固脱。适用于虚寒痢，症见下痢稀薄、带有白冻，甚则滑脱不禁，或腹部隐痛、食少神疲、四肢不温、腰酸怕冷、舌淡苔薄白、脉沉细而弱。

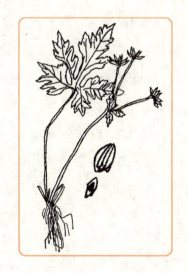

黄莲

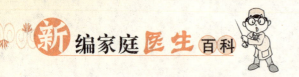

3. 乌梅500克，冷水泡发，去核，加水适量，煎煮，每20分钟取汁1次，加水再煮，共取煎液3次，合并煎液再以小火煎至稠膏状时，放入蜂蜜1000克，煮沸，停火，待冷后装瓶备用。每次1汤匙，每日2~3次。

【食疗药膳】

骨碎猪肾汤： 骨碎补15克，猪腰子1对，料酒10克，盐3克，生姜10克，胡椒粉3克。骨碎补洗净，猪腰子一切两半，去筋膜臊腺，洗净，切成腰花或腰片，生姜切片。把猪腰片、生姜、料酒、骨碎补、胡椒粉、盐放入炖锅内，加水适量，用中火煮25分钟即成。每日1剂，吃猪腰喝汤。补脾肾，止泄泻。适用于细菌性痢疾的恢复期。

【健康提醒】

1. 注意个人及环境卫生，不食用变质及不洁净食物。

2. 急性期宜卧床休息，饮食要有营养，容易消化；忌食生冷、油腻及刺激性食物，以流质饮食为主，如米汤、藕粉、过滤菜汤、蛋汤、去油鸡汤等；多饮水，若呕吐、腹泻严重，应住院输液治疗。

3. 遵医嘱按时服药，可生吃大蒜或用马齿苋煎汤。按时复诊，以防转为慢性。注意生活规律，配合灌肠，适当延长抗菌药物疗程。

4. 勿吃任何闻起来或看起来有异样的食物。避免裂开、膨胀或凹陷的罐头，或液体呈混浊状罐内发出臭味的罐头食品。这些食物可能含有危险的细菌。倾倒的时候应注意勿让家里的宠物接触到。

消化科疾病

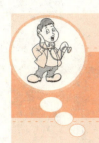

病毒性肝炎

病毒性肝炎是由多种肝炎病毒引起的传染病,具有传染性强、传播途径复杂、流行面广泛、发病率较高等特点。临床上主要表现为乏力、食欲减退、恶心、呕吐、肝肿大及肝功能损害,部分患者可有黄疸和发热,隐性感染较常见。分为甲型、乙型、丙型、丁型和戊型肝炎5种,是我国法定乙类传染病。病毒性肝炎在急性期过后大都恢复顺利,预后良好,但部分患者转化为慢性或肝硬化,有的发展成为重症肝炎而危及生命。

【症状表现】

1. 急性肝炎

(1)急性黄疸型:起病较急,有畏寒、发热、乏力、厌食、厌油、恶心、呕吐等症状,约1周后尿色深黄,继而巩膜、皮肤出现黄疸。此时胃肠道症状加重,肝脾均可肿大,肝触叩痛明显。约经2~3周,黄疸逐渐消退,精神、食欲好转,肝脾肿大逐渐消退,病程约1~2个月。

(2)急性无黄疸型:起病稍缓,一般症状较轻,大多不发热,整个病程始终无黄疸出现,其他症状和体征与黄疸型相似。

2. 慢性肝炎

(1)慢性迁延性肝炎:急性肝炎患者迁延不愈,病程超过半年,有乏力、食欲不振、肝区隐痛、腹胀等症状,肝功能轻度异常,或反复波动。

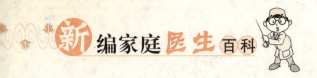

（2）慢性活动性肝炎：症状和体征持续1年以上，除有乏力、食欲不振、腹胀、肝区痛等常见症状外，还可出现肝外多脏器损害的症状，如关节炎和慢性肾炎等。

3. 重症肝炎

（1）急性重症肝炎（暴发型）：通常以急性黄疸型肝炎起病，病情在10天内迅速恶化，可见黄疸迅速加深、肝萎缩，伴明显肝臭和出血倾向，并出现烦躁、谵妄、定向力和计算力障碍，嗜睡以至昏迷。每因肝功能衰竭、肝肾综合征、脑水肿而死亡。

（2）亚急性重症肝炎：与急性重症肝炎相似，但病程超过10天，主要症状有黄疸进行性加深、出血倾向、腹水、肝缩小、烦躁或嗜睡、高度乏力，以及明显的食欲减退和顽固的恶心呕吐等。本型亦可因发生肝昏迷、肝肾综合征而死亡，或发展成坏死后肝硬化。

【中医治疗】

1. 茵陈30克，栀子15克，龙胆草12克，大黄、黄芩、白蔻、厚朴、柴胡、郁金各10克。清热利湿，解毒退黄。适用湿热壅盛型病毒性肝炎，症见胁肋胀痛、恶心厌油腻、纳差腹胀、身黄或不黄、小便短赤、心烦口黏苦、大便黏腻臭秽不爽等。

2. 柴胡10~15克，当归、白术、茯苓各10克，白芍、板蓝根各12克，连翘15~18克，蒲公英、葛根、苍术、川朴、郁金、丹参各15克，升麻6~10克，茵陈30~60克，甘草6克。水煎服，每日1剂；小儿用量酌减。清热解毒，利湿活血。主治急性病毒性肝炎。

3. 足底按摩：选取肾、输尿管、膀胱、十二指肠、肝、胆囊、胃肠、淋巴结、脾、胰、甲状腺等反射区，每个反射区分别按摩2~3分钟，每日1~2次。

消化科疾病

【食疗药膳】

白板西瓜饮：白茅根、板蓝根各30克，西瓜瓤500克，白糖20克。将板蓝根、白茅根洗净，放锅内，加入清水200毫升，置武火上烧沸，再用文火煎煮25分钟，去渣留药液。把西瓜瓤绞取汁液，与药液混匀即成。每日2次，每次服150毫升。生津止渴，清热解毒。供急性病毒性肝炎证属热毒内陷者高热时饮用。

【健康提醒】

1. 甲肝通过粪、口途径传播，因而要搞好饮食卫生，可预防接种甲肝减毒活疫苗。

2. 乙肝、丙肝主要通过体液传播，重点要做好对献血员和血液制品的检查，预防可接种乙型肝炎疫苗。

3. 多休息，注意补充营养。

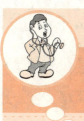

肝硬化

肝硬化是一种常见的慢性肝脏疾病。它是一种或多种致病因素长期或反复地损害肝细胞，使肝细胞变性、坏死、再生及弥漫性结缔组织增生，导致肝小叶结构破坏、假小叶形成和肝脏质地变硬。因此肝硬化是各种弥漫性肝

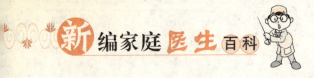

脏疾病的后期表现。多见于20～50岁男性，病程长，进程缓慢，可隐伏数年或数十年。常见的病因有：

1. 病毒：在我国由病毒性肝炎引起的肝硬化占68%左右，其中以乙型肝炎病毒为主。资料表明，在丁型肝炎和乙型肝炎重叠感染的慢性肝炎中有70%～80%发展为肝硬化。

2. 寄生虫病：如慢性血吸虫病等。

3. 酒精：酒精的代谢产物能够引起肝细胞坏死及纤维组织增生，一般认为，男性一天饮酒量大于40克，女性一天饮酒量超过15克时，即可能引起肝脏损害。

4. 遗传和代谢疾病：一些遗传和代谢疾病会发展为肝硬化，如铁代谢紊乱、铜沉积、果糖不耐受症等。

5. 其他：如营养失调、对肝脏有损害的药物与化学品、自身免疫因素等。

中医属"黄疸"、"臌胀"、"胁痛"、"积聚"等范畴，认为大多由湿热毒邪侵肝入血，使肝、脾、肾俱虚，气、血、水互结，肝不疏泄而致。

【症状表现】

临床主要表现为：

1. 代偿期

一般状况较好，或仅有轻度乏力、食欲不振、腹胀等，常因过度疲劳而诱发，经适当休息或治疗后可缓解。肝、脾至轻、中度肿大。

2. 失代偿期

（1）全身症状：消瘦、疲乏、面色晦黯，尿少或下肢水肿。

（2）消化道症状：食欲不振、腹胀、恶心、呕吐、腹泻、腹痛。

（3）出血倾向及贫血：鼻出血、齿龈出血、紫癜和胃肠道出血及不同程度贫血。

（4）内分泌障碍：性功能障碍、睾丸萎缩、男性乳房发育、女性月经失调。皮肤出现蜘蛛痣毛细血管扩张、肝掌及色素沉着。

消化科疾病

（5）门脉高压：脾轻、中度肿大、脾功能亢进；侧枝循环的建立，以食管、胃底静脉曲张最常见，其次为腹壁、脐周静脉及痔核形成，腹水，部分病人可合并肝性胸水。

肝硬化往往因并发症而死亡，主要并发症如下：肝性脑病（是最常见的死亡原因）、上消化道大量出血、感染、原发性肝癌、肝肾综合征、门静脉血栓形成等。

【中医治疗】

1. 柴胡、当归、白芍、白术、茯苓、丹参各10克，牡蛎15克（先煎），甘草6克，人参3克。舒肝健脾，益气和中。肝郁脾虚。症见胁痛走窜、胁下痞块、胸脘痞闷、体倦乏力、面色苍白、便溏等。

2. 生黄芪50克，党参30克，红花、川芎、赤芍各6克，槟榔、当归尾、莪术、炮山甲、地龙、车前子（包）各10克，益母草、茯苓皮、八月札、垂盆草、白花蛇舌草、马鞭草各15克。每日1剂，水煎服。健脾补气，化瘀利水。主治肝硬化腹水，脾虚气滞型。症见腹胀如鼓、小便不利、腹壁青筋显露、下肢浮肿、大便溏黏等。

3. 敷脐法：大葱（连根带叶）120克，芒硝60克。共捣烂如泥状，用纱布包好，放锅内文火烘热，敷于肚脐上，再以热水袋置于药包之上（以保持一定的温度），约3小时。主治肝硬化，兼以腹水、大小便不利为主者。

【食疗药膳】

赤小豆鸭肉粥：赤小豆50克，大米100克，鸭肉50克，姜5克，葱5克，盐5克，大蒜10克。将赤小豆洗净，去杂质，浸泡2小时；鸭肉洗净，去骨，切成肉粒，姜、葱、蒜剁成粒；大米淘洗干净。把大米放锅内，加入赤小豆，注入清水600毫升。将锅置武火烧沸，再加入鸭肉、姜、葱、蒜、盐同煮，用文火继续煮45分钟即成。每日1次，每次吃粥100克。清热解毒，利水消肿。适用于肝硬化腹水者。

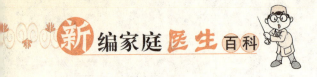

【健康提醒】

1. 节制饮酒，注意合理的营养，不要偏食，不要暴饮暴食，以免增加消化道的张力导致出血。避免应用对肝脏有损害的药物。

2. 红薯、豆类、碳酸饮料等产气物可致腹胀更甚而增加痛苦，应尽量少食少饮。忌食各种含铅及添加剂的罐头食品。

3. 注意休息，饮食以低脂肪、高蛋白质和高糖类为主。有腹水者，应给予少盐饮食。如肝功能显著减退或有肝性脑病征兆时，应严格限制蛋白质食物。

4. 严格按照医嘱继续服药，注意药物说明书上的不良反应及用药说明，如服药时有异常不适感，及时到医院就诊。定期复查，肝炎肝硬化病人一般半年复查肝功能1次，如有症状及不适应及时复查。

5. 病情较重者应注意体温、脉搏变化，注意呕吐物和粪便的颜色、性质和量，有无出血倾向，如鼻、牙龈、胃肠出血等，并及时通知医生。

6. 大量腹水者，取半卧位；轻度腹水者，尽量取平卧位，以增加肝脏血流量，同时限制水钠摄入量。

7. 注意精神与神志的变化，当出现过于激动或淡漠少言，衣冠不整或随地小便等；意识错乱、恍惚；对时间、地点、人物概念混乱、言语不清、计算与书写障碍等表现，提示有肝昏迷的前兆，应做好抢救准备工作。

消化科疾病

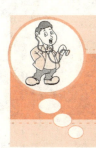

脂肪肝

脂肪肝是指因肝脏本身及肝外原因引起的过量脂肪在肝内持久积聚所致的疾病。正常情况下，肝脏只含有少量脂肪，约占肝脏重量的4%～7%，其中一半为中性脂肪，其余为卵磷脂和少量的胆固醇；而脂肪肝患者的脂肪含量则超过肝脏重量（湿重）的10%，其中脂肪占肝脏重量10%～25%为中度脂肪肝，25%～50%为重度脂肪肝。致病原因主要有酗酒、肥胖、糖尿病、妊娠、肝炎及药物（如皮质激素）或毒物损伤肝脏等。

【症状表现】

肝脏肿大，肝区疼痛或不适，食欲减退，脘腹痞胀，溏便，少数可有轻度黄疸。亦有无明显临床症状者。

【中医治疗】

1. 白芍、柴胡各12克，枳壳、香附、虎杖、陈皮、川楝子、郁金、莱菔子各10克，山楂12克，甘草6克。水煎服，每日1剂。疏肝理气，健脾和胃。主治脂肪肝，肝郁气滞型，症见胁肋胀痛、胸脘不舒、时太息、恶心纳呆、腹胀乏力、大便不畅等。

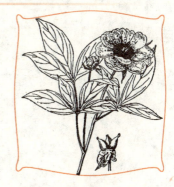

白芍

2. 寄生、巴戟天、何首乌各 12 克，象贝、赤芍、白芥子各 15 克，郁金、枳壳各 9 克，丹参、泽泻、草决明各 30 克。水煎服，每日 1 剂，30 日为 1 个疗程。主治脂肪肝。

3. 乌龙茶 3 克，冬瓜皮、山楂各 10 克。山楂和冬瓜皮煎汤，去渣，取汁冲泡乌龙茶饮用。消脂减肥，适用于肥胖型脂肪肝患者。

【食疗药膳】

金钱草砂仁鱼： 金钱草、车前草各 60 克，砂仁 10 克，鲤鱼 1 尾，盐、姜各适量。鲤鱼去鳞、鳃及内脏，同其他 3 味加水同煮，鱼熟后加盐、姜调味。食鱼饮汤，分 2~3 次食。利胆除湿，补脾利水。适用于水湿停滞型脂肪肝。

【健康提醒】

1. 戒酒，酒精对肝脏的损害超过任何一种食物，当过量的酒精进入肝中，就会损伤肝脏功能。加强体育锻炼。

2. 肥胖和超重的脂肪肝患者应节制饮食、少食冰淇淋、糖果等高热量食物，多食用营养丰富、含维生素多的食物，如豆类食物；少吃红肉和含有动物脂肪的食物，尤其不要食用动物内脏，它们所含的高胆固醇是脂肪肝的大敌。

3. 避开容易导致便秘的食物、便秘会加重肝的工作量，也会增加脂肪和胆固醇在血液和肝脏的堆积。

消化科疾病

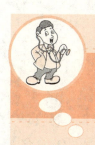

胆结石

胆结石是指发生在胆囊内的结合所引起的疾病,是一种常见病。胆石的形成大多数与胆囊感染及胆汁瘀积有关。此病多见于中年人。

【症状表现】

1. 胆囊结石:可无症状,或仅有上腹不适,饭后饱胀感,厌油腻食物等。体征甚少。结石移动或嵌顿于胆囊管时,有剧烈绞痛,若无急性炎症,数分钟或数小时后自行缓解。有时出现胆囊积水,体检可扪及肿大的胆囊。

2. 胆管(胆总管、肝内胆管)结石:其表现为腹痛、寒热及黄疸,即胆道"三联征"。起病急,上腹持续性胀痛伴阵发性绞痛,几小时后出现寒战、高热,12~24小时后常有黄疸出现。痛可向右肩放射。常伴恶心呕吐。原发性胆管结石可有胆囊肿大。因有反复发作倾向,故黄疸具波动性。

【中医治疗】

1. 金钱草、麦芽各30克,茵陈15克,仙鹤草、虎杖、鸡内金、白芍各12克,黄芩、枳壳、郁金、三棱、莪术、山甲、丹参各10克,银柴胡6克。水煎服,每日3次。

2. 鸡内金、青皮、郁金、大金钱草各10克,山楂、炒麦芽各20克。将上述6味同放锅中,水

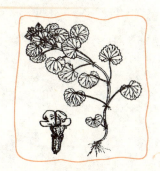

金钱草

煎，去渣取汁服。代茶饮，每日1剂。适用于气滞型胆结石，症见上腹胀痛、时发时止、饱闷、嗳气、食欲不振等。

3. 鸡骨草60克，红枣10枚。共置沙锅内，加水3碗，煎至1碗，去渣饮用。每日1次，10～15天为1个疗程。

【食疗药膳】

麻油胡桃：胡桃仁、冰糖、麻油各500克。胡桃仁、冰糖、麻油同放入搪瓷或陶瓷器皿中，隔水蒸3～4小时。每日服3次，饭前服用，服时加温，于1周至10天内服完。补肾润肠，适用于胆结石。老年或慢性胆囊炎患者剂量由小到大；脾虚泄泻患者，麻油用量可减少250克。

【健康提醒】

1. 生活要有规律，避免过度疲劳，室内工作者及身体肥胖者应加强进行户外活动，如做操、跑步、散步、跳绳等。

2. 饮食宜低脂肪、低胆固醇。注意饮食规律，定时定量，提倡少吃多餐，避免暴饮暴食。发作时卧床休息，病情严重者应禁食。

3. 注意饮食结构，控制脂肪及胆固醇食物，如肥肉、动物油、动物脑、动物内脏、鱼子、蛋黄等。不可饮酒，少吃辛辣、油炸之物。宜多吃萝卜、青菜、豆类副食。发作期应采用高糖类、低脂流食，如米汤、稀饭、藕粉、豆浆、杏仁茶等。

4. 应注意饮食卫生，积极防治肠道寄生虫和肠道感染，可降低胆结石的发病率。

消化科疾病

胆囊炎

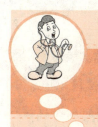

胆囊炎的发生多数因为结石、蛔虫等阻塞了胆道,以致胆汁排出不畅,引起胆囊黏膜损伤,并在此基础上继发细菌感染所致。有急性胆囊炎和慢性胆囊炎之分,当合并胆管炎时,则称为胆道感染。一般认为胆囊小结石易阻塞胆囊管,引起急性胆囊炎;而较大的结石常无明显的腹部绞痛,反而易引发慢性胆囊炎。常见的胆囊炎致病因素有:

1. 梗阻因素:90%以上的胆囊炎伴有胆结石病,无结石者则少于5%。除胆石外,蛔虫、华支睾吸虫、梨形鞭毛虫等也可造成胆囊出口的梗阻现象。

2. 感染因素:急性胆囊炎的发病早期并非细菌感染,由于胆囊的缺血、损伤、抵抗力降低,发病1年后,50%以上的病人可继发细菌感染,多为肠道寄生菌群。

3. 性激素的影响:女性妊娠时,受性激素的影响可使胆囊排空延缓,胆囊扩张,胆汁瘀积而导致急性胆囊炎。

4. 神经、精神因素:迷走神经阻断术后,烧伤、休克、多发骨折,疼痛、恐惧、焦虑等神经及精神因素的影响可使胆囊出现排空障碍,导致胆汁瘀积,囊壁受到化学刺激而引发胆囊炎。

5. 其他因素:如食物过敏、糖尿病、结节性动脉周围炎、恶性贫血、饱食、吃油腻食物及劳累等。

中医属"胁痛"、"腹痛"、"胆胀"、"黄疸"等范畴,致病原因有七情所

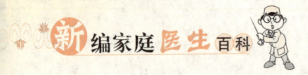

伤、气滞血瘀、饮食不节、细菌感染、湿热熏蒸、蛔虫入胆道等。

【症状表现】

1. 急性胆囊炎：可为初发，也可为慢性胆囊炎的急性发作。不少病人在进食了油腻的晚餐之后，半夜突然发病。主要表现为右上腹持续性疼痛，阵发性加剧，并可向右肩胛部或腰背部放射，伴恶心、呕吐、畏寒和发热。随着炎症病变的加剧，可出现右上腹压痛、肌紧张和胆囊区深吸气时有触痛反应（墨菲氏征阳性）。右肋缘下有时可触及有触痛感并随呼吸移动的肿大胆囊；或边界不清、活动度不大而有触痛的炎症团块；仅少数病人因感染严重而伴有轻度黄疸。

2. 慢性胆囊炎：可见于急性胆囊炎后反复发作，迁延不愈，但更多患者无急性感染病史。主要表现为消化功能紊乱，食后上腹饱胀不适，进食脂肪类食物后右上腹隐隐作痛，时有心窝部闷胀感，右上腹部轻度压痛，或有低热、恶心、食欲不振等。

【中医治疗】

1. 柴胡、百合、郁金、丹金各15克，川楝子、黄芩各10克，金钱草30克，乌药13克。水煎服，每日1剂。疏肝、清胃、活血。主治慢性胆囊炎，适用于肝郁气滞、中焦湿热型患者。

2. 金钱草、赤芍、薏米、茵陈各15克，大黄、白术、川楝子各12克，柴胡、蒲黄、五灵脂、黄芩、枳壳、鸡内金、青皮各9克，木香（后下）、延胡索粉（另冲）、胆草各6克。每日1剂，分2次服。疏肝气、去湿热。主治急性胆囊炎，症见右上腹持续疼痛，阵发性加重，并向右肩放射，伴口苦咽干、纳呆，或有不同程度畏寒、发热、恶心呕吐，或见黄疸。

3. 香附根60克，白酒250毫升。以酒、温开水各半浸香附根4天，去渣后频频饮服。主治胆囊炎、胆石症之胁痛。

消化科疾病

【食疗药膳】

蒲公英粥：蒲公英 60 克，金银花 30 克，粳米 50~100 克。煎蒲公英、金银花，去渣取汁，再加入淘净的粳米煮粥。每日 2 次，温热服食。清热解毒。适用于肝炎、胆囊炎等炎症。虚寒泄泻者忌用。

【健康提醒】

1. 注意饮食，发作期宜进食清淡易消化的高糖类流质、半流质饮食，禁食脂肪类食物。

2. 夜间经常保持左侧卧位，有利于胆汁排泄。

3. 注意劳逸结合，寒温适宜及心情舒畅，因劳累、气候突变及悲观忧虑均可导致本病急性发作。

4. 橙子中的维生素 C 可以抑制胆固醇转化为胆汁酸，使得分解脂肪的胆汁减少与胆固醇的中和，两者聚集形成胆结石的机会也就相应减少。所以，多吃鲜橙就会大大减少得胆囊炎的机会。

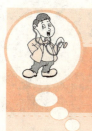

缺铁性贫血

缺铁性贫血是体内贮存的铁缺乏而影响到血红蛋白的合成所引起的贫血。本病发生率甚高，是贫血中最常见的一种，各种年龄均可发病，以女性（特别是孕妇）和婴幼儿中发病率最高。

【症状表现】

缺铁性贫血的症状是由贫血、组织缺铁及基础疾病所组成。

1. 贫血的一般表现：头晕、头痛、乏力、易倦、心悸、活动后气短、眼花、耳鸣、食欲减退和腹胀等。

2. 组织缺铁的表现：儿童、青少年的体格发育迟缓、体重降低、体力下降、智商低、注意力不集中、情绪易波动。异食癖是缺铁的特殊症状。

3. 体征：皮肤黏膜苍白，皮肤及毛发干燥，指甲扁平、失光泽、易破碎，约18%的患者会有反甲。

【中医治疗】

1. 丹参、党参、黄芪、熟地、当归、白芍、阿胶、龙眼肉、木香各10克，茯苓15克，大枣5枚。益气养血。主治缺铁性贫血，证属气血两虚型，症见面色苍白无华、眩晕心悸、乏力气短、纳呆少香、唇甲色淡、舌质淡、脉细无力。

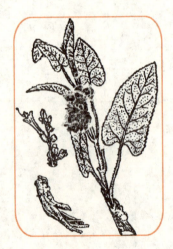

丹参

2. 炙黄芪、熟地、鸡血藤、针砂（先煎）、怀山药、紫河车各30克，当归20克，潞党参15克，杭白芍、白云苓、炒白术、陈皮、制香附、济阿胶（烊冲）、生麦芽各10克，甘草、砂仁（后下）、焙内金各6克，煅绿矾0.3克（烊冲）。水煎3次，每日1剂，分3次服。30剂为1个疗程。益气养血。主治缺铁性贫血。

3. 黄豆、猪肝各100克。黄豆煮成八成熟，再加猪肝煮熟，每日2次，连服3周。

消化科疾病

【食疗药膳】

糖渍加味红枣：干红枣50克，花生米100克，红糖50克。干红枣洗净，用温水泡发；花生米略煮，捞出放凉后剥皮。泡发的红枣和花生米皮同放在煮花生米的水中，再加冷水适量，用小火煮半小时左右，捞出花生米皮加入红糖，待红糖溶化后，收汁即可。每日1剂，分2次服。补气生血。对产后、病后体虚，营养不良及恶性贫血，血小板减少症，以及癌症经化疗、放疗后血象异常的患者，均有改善症状的作用。

【健康提醒】

1. 坚持补充铁剂，随时依据血象检查调整药量。口服铁剂从小量开始，在进食中或饭后服，以减少胃肠道反应。

2. 补铁不可过量，以免因大量进食铁剂或含铁食品（不合理加铁的强化糖果和饼干），引起铁质积累中毒，甚至肝硬化。

3. 注意小儿喂养，及时添加辅助食品，纠正偏食习惯。积极治疗造成贫血的各种原发病。对胃切除或次全切除的患者及时补充铁剂。

4. 全面增加营养。如果缺乏维生素C、叶绿素等物质，同样会影响铁质的吸收，故有色的新鲜蔬菜和水果不可缺少。有助于治疗贫血的食物有：橘子、广柑、酸枣、猕猴桃、番茄、红枣、桂圆、枸杞子、淡菜、芝麻酱、黄豆、黑豆、芹菜、油菜、杏、桃、葡萄干、无花果、蜂乳、黑木耳等。

5. 平时可用铁锅烧菜煮粥。

肾盂肾炎

肾盂肾炎，又称上尿路感染，是因各种致病微生物感染直接引起的肾盂和肾实质的炎症，是常见的尿路感染疾病。主要表现为腰痛、发热和排尿异常。分为急性和慢性两类，急性患者治疗彻底，可以治愈；若病程迁延，反复发作，则为慢性，难以治愈，严重者可导致肾功能衰竭。多发于女性，以育龄女性尤为多见。

【症状表现】

1. 急性肾盂肾炎

（1）全身表现：起病急骤，恶寒发热，全身不适，头痛乏力，食欲不振，口干口苦，恶心呕吐等。

（2）泌尿系症状：腰痛沿输尿管向膀胱方向放射，尿频、尿急、尿痛，膀胱区压痛，肾区叩击痛。

2. 慢性肾盂肾炎

（1）急性发作期：往往在外感、过劳、月经、性生活卫生不良等诱因下发作，症状类似急性发作，但全身症状较轻。

（2）非急性发作期：可见不规则低热，或手足心热、腰酸腰痛、轻度尿频、夜间多尿、神疲乏力、食少腹胀、高血压、水肿等。

（3）隐匿型：多见于女性。仅有低热、乏力等全身症状，泌尿系症状不明显。体检可发现肾区叩击痛，肋腰点压痛。

消化科疾病

【中医治疗】

1. 柴胡30克，萹蓄、滑石、车前子、五味子各15克，瞿麦、栀子、黄柏各10克，木通、大黄、甘草各6克。清热利湿，通淋止痛。主治肾炎，下焦湿热型，症见突然发作尿频、尿急、尿痛、腰痛、脓尿，或发热恶寒等。

2. 金银花30克，元参20克，板蓝根18克，升麻、桔梗、黄芪各12克，连翘15克，牛蒡子、蝉蜕、山豆根各9克，甘草6克。水煎，每日1剂，早晚分2次温服，连服14天为1个疗程。疏散风热、清热解毒。主治急性肾小球肾炎，症见眼睑及双下肢水肿，咽部充血，扁桃体肿大，小便量减少、混浊等。

3. 陈葫芦粉10～15克，粳米50克，冰糖适量，先将粳米、冰糖同放沙锅中，加水500毫升，煮至米开花时，加陈葫芦粉，再煮片刻，粥稠为度，每日服2次。

【食疗药膳】

小白菜薏米粥：小白菜500克，薏米60克。先将薏米煮成稀粥再加入洗净、切好的小白菜，煮2～3沸，待小白菜熟即成，不可久煮。食用时不加精盐或少加精盐。每日2次。健脾祛湿，清热利尿。适用于急性肾炎的水肿少尿症。

【健康提醒】

1. 急性者应卧床休息。

2. 饮食给予充足的营养、热量和维生素。每日饮水量在2500毫升以上，以增加尿量，促使细菌和炎性渗出物排出。

3. 加强锻炼，增强体质，改善机体的防御机能，消除结石、梗阻等各种诱发因素。女性要保持外阴清洁，特别是月经期、妊娠期、产后和性生活时的卫生。婴儿期要注意会阴部及尿布的清洁。尽量减少不必要的导尿及泌尿道的器械检查，以减少感染机会。

肾结石

肾结石是指一些晶体物质和有机基质在肾脏的异常聚积。多发于20~40岁。

【症状表现】

1. 肾结石疼痛位于腰部。可表现为胀痛、隐痛、刺痛、持续性钝痛或肾绞痛，多在劳累时出现，常伴有肉眼血尿。

2. 肾绞痛发生时，疼痛从腰部向下腹部放射，患者坐卧不安，汗出，持续数分钟至数小时不等，发作后或有小的沙粒状结石排出。

3. 有的患者，病变相对稳定，长期无明显症状。

【中医治疗】

1. 黄芪、牛膝各30克，当归、石苇、三棱、莪术各15克，金钱草30~60克，路路通20克，桃仁、红花各12克，甘草梢10克，木通、鸡内金、海金砂各6克。水煎，每日1剂，早晚分服。每次服药半小时后做跳跃活动15分钟。益气扶正，清热利湿，攻坚排石。主治泌尿系结石。

2. 三棱、莪术、山甲、皂刺、牛膝、青皮、枳壳各10克，薏米、金钱草各30克，车前子15克。水煎服，每日1剂。破气化瘀，软坚排石。主治气滞血瘀型肾结石，症见结石日久不移，腰腹疼痛固定、胀痛，舌紫，脉涩。

3. 鸡内金粉20克，蜜调敷三阴交穴（位于内踝尖直上3寸胫骨内侧缘后方凹陷处），每日1次，连敷3日。

消化科疾病

【食疗药膳】

核桃茶： 核桃肉、白糖各 90 克。核桃肉磨成粉，越细越好，放在容器中，加入适量水调成浆状。铝锅内放水 1 大碗，加入白糖，置火上烧至糖溶于水，放入核桃肉浆拌匀，烧至微滚即成。代茶饮，每日 1 次。适用于各种尿路结石。

【健康提醒】

1. 去除肾结石的发病诱因如甲状腺机能亢进、恶性肿瘤、肾盂感染及尿路梗阻等。

2. 充分饮水，尤其在睡前及半夜饮水，以含矿物质少的磁化水为好。

3. 对草酸钙结石，限制高草酸食物，如菠菜、番茄、茶叶、可可、巧克力等及高钙食物牛奶、奶酪等。高尿酸血症和高尿酸尿时，禁食动物内脏，少食鱼和咖啡等。

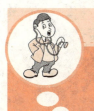

慢性肾功能衰竭

慢性肾功能衰竭是各种肾脏病导致肾脏功能渐进性不可逆性减退，直至功能丧失所出现的一系列症状和代谢紊乱所组成的临床综合征，简称慢性肾衰。主要表现为代谢产物潴留，水、电解质、酸碱平衡失调和全身各系统症状。慢性肾衰的终末期即人们常说的尿毒症。

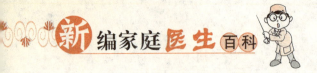

中医属"关格"、"癃闭"、"虚劳"和"肾风"等范畴。

【症状表现】

1. 夜尿、无力、疲劳是早期表现。胃肠道症状（食欲不振、恶心、呕吐、胃炎、口味不良）多见，晚期常有胃肠道溃疡和出血。心血管症状见高血压、心力衰竭、心包炎。神经肌肉特有症状包括肌纤维抽搐，末梢神经疾病伴有感觉和运动障碍，肌痉挛和抽搐。皮肤可变为黄褐色，有时形成尿毒症霜，瘙痒难忍。

2. 血尿素氮、肌酐增多，血浆钠可正常或减少。酸中毒常为中度，血清二氧化碳含量15～20毫摩/升。血清钾正常或中度增多，常见高钙血症和高磷血症。尿量一般在1～4升/日，晚期常见蜡样管型。血象见中等度正常血色素－正常血细胞型贫血。

【中医治疗】

1. 党参、黄芪、白术、茯苓各15克，制附片、桂枝各10克，白芍、仙灵脾、菟丝子各12克，炙甘草6克。水煎服。补脾益肾。主治慢性肾衰，脾肾气（阳）虚型，症见倦怠无力、纳呆腹胀便溏、小便短少、口淡不渴、畏寒肢冷、舌胖大有齿痕、脉沉细。

2. 茯苓30克，白术15克，桂枝12克。炙甘草6克或葶苈子10克，大枣15枚。蠲饮利水。主治慢性肾衰，症见全身水肿尿少、胸水腹水、心悸气短、胸闷气喘不能平卧等。

【食疗药膳】

玉米须茶：玉米须50克，加水600毫升，煎熬20～30分钟，熬成300～400毫升液体，过滤后，每日1剂，分2次服。有降压、利尿的作用。

【健康提醒】

1. 积极去除诱发因素，如感染、急性吐泻、发热及肾毒性药物等。

消化科疾病

2. 卧床休息，体力允许时可适当散步，不宜锻炼或做气功。

3. 注意饮食，调整蛋白质、热量、水、盐及磷、钾等的摄入量。忌生冷、肥甘油腻之品。

4. 保持乐观情绪，树立战胜疾病的信心。

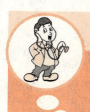

便 秘

便秘是消化系统常见的症状之一，可由肠道器质性疾病引起，但大多数单纯性（功能性）便秘，即由于排便反射失常引起的所谓的直肠便秘或习惯性便秘。致病原因大多由于热邪壅积、年老体虚、孕期等所引起。但因每个人的排便习惯不同，故必须根据个人排便习惯和排便是否通畅才能对有无便秘做出正确的判断。一般来说，排便后8小时内所进食物残渣在40小时内未能排出，即是便秘。

【症状表现】

1. 临床表现为，排便次数减少，大便干燥或者秘结不通，排便后没有正常的舒快感。部分患者可有头晕、食欲不振、腹胀、腹痛、口苦、肛门排气多，伴随全身不适、烦躁、失眠甚至体重下降等症状。

2. 短期便秘一般对人体的影响不大，但便秘长期得不到纠正，直肠内的有害物质不能及时排除，就会对人体产生不良影响。如引起早衰、营养不良、肥胖、肠癌及某些精神障碍等病；老年人便秘还会诱发和加重心绞痛、脑出

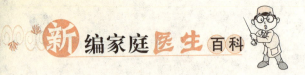

血、肺气肿、痔疮、肛裂等症。

【中医治疗】

1. 黄芪30克，金银花、白芍、麻仁、肉苁蓉、当归各20克，威灵仙15克，厚朴、酒大黄各7克。每日1剂，水煎服。酒大黄不后下，大便调顺再停药。此汤益气养液，润肠导滞，主治老年虚证便秘。

2. 冬瓜瓤500克，麻油15毫升。冬瓜瓤水煎取汁300毫升，冲麻油服之，主治便秘、老年性便秘。

3. 按摩通便法：仰卧床上，用右手掌自右下腹向上推按至右上腹，再向左推至左上腹，再向下推至左下腹。反复围绕肚脐推按40～50圈，最后在脐部按压几下，每日早晚各1次，坚持做。同时，多喝水，多吃蔬菜、粗粮，养成定时大便的习惯。

> **【食疗药膳】**
>
> **香菇桃仁汤**：香菇500克，鲜桃仁200克，鸡汤550毫升，精盐、料酒、湿淀粉、白糖各适量。鲜桃仁上锅蒸熟备用。鸡汤中加精盐、料酒、白糖，下锅煮沸，再加入熟桃仁和泡发香菇共煮熟，用湿淀粉勾芡即成，可以佐餐食用，具有润肠通便的功效，适用于便秘症。

【健康提醒】

1. 养成定时排便的好习惯，不要忍住排意。

2. 多食粗糖、蔬菜，补充粗纤维，促进排便。

3. 便秘本身通常不是严重的毛病，然而若出现严重症状、持续3周以上、行动不便或有便血时，应看医生。

4. 若便秘的同时出现腹部肿胀，可能表示有肠闭塞。

5. 便秘可能暗示着某种潜藏的严重疾病，虽然发生频率不高，但也宜多加警醒。

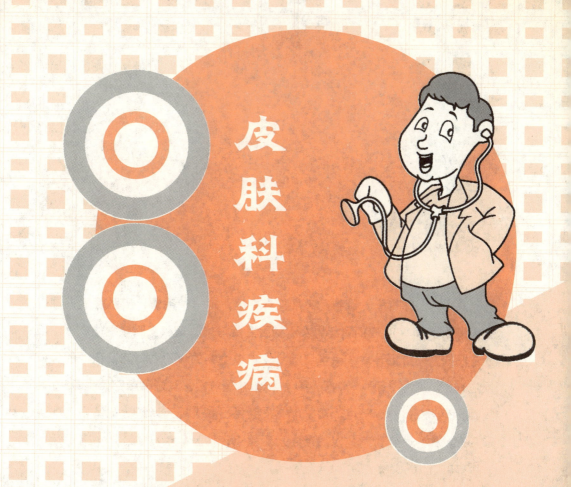

皮肤科疾病

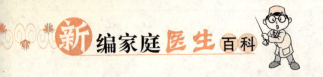

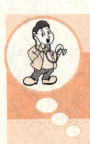

痤疮

痤疮，俗称暗疮、粉刺，又常称青春痘，是一种毛囊、皮脂腺的慢性炎症，多见于15～30岁的青年男女。病因主要与雄激素和皮脂腺功能亢进、毛囊皮脂导管的角化异常、毛囊皮脂单位中微生物的作用、炎症及宿主的免疫反应有关。好发于颜面、胸背等部位，尤其是前额、双颊和颏部，也见于胸、肩胛间背部及肩部等部位，常常伴有皮脂溢出。表现为米粒大的黄白色的锤形丘疹，称为白头粉刺；以后顶端出现黑点，称为黑头粉刺。严重者愈后留有瘢痕。

【症状表现】

典型皮损为位于毛囊口的白头粉刺和黑头粉刺。一般情况下，粉刺不发炎，当有毛囊周围炎症时，皮肤上出现红色丘疹、脓疱、结节、脓疱等。疹子消退后，局部可留下棕褐色斑疹或小的坑凹状瘢痕。少数患者还可发生肥厚性瘢痕。

【中医治疗】

1. 金银花、紫花地丁、野菊花、黄芩、知母、白芷、赤芍、连翘、生甘草各10～12克。水煎服。清热解毒。主治热毒型痤疮，症见脓疱、丘疹。

皮肤科疾病

2. 丹参20克，紫草10克，制大黄9克，白花蛇舌草20克，神曲15克。每日1剂，水煎服。清热解毒，凉血止血。用于青年男女颜面上、胸及背部等皮脂腺发达部位痤疮或伴发丘疹、脓疱者。脓疱严重者，加野菊花、连翘各15克，黄芪20克；痒者，加蝉衣，同时外涂冰片三黄散（冰片3克，川黄连、生大黄、硫磺各10克，研细末，香油调涂之），每日2次。

3. 大黄、紫草等量研末，加入菜油浸泡3～6日，外搽患处，每日2次。

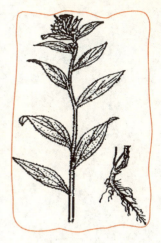

紫草

【食疗药膳】

海带绿豆杏仁汤：海带15克，绿豆10克，甜杏仁9克，玫瑰花6克（用纱布包上），红糖适量。将以上诸物同煮，去玫瑰花，喝汤，食绿豆、海带、甜杏仁，每日1剂。本方有解瘀散结的功效。

【健康提醒】

1. 饮食宜清淡，少吃或暂停食用糖类、辛辣油腻、肥甘厚味及荤腥发物，多吃蔬菜和水果。

2. 讲究面部卫生，平时用温水和含硫香皂洗涤患部，不用油脂或油性较强的化妆品来护肤，以防阻塞毛孔。

3. 避免用手挤压，以免继发感染，形成瘢痕。

4. 经常便秘者，可清晨空腹饮用1杯凉开水或喝1匙蜂蜜。

5. 不饮浓茶，戒除烟酒。

疖

疖是细菌侵入毛囊或皮脂腺内所引起的急性脓性炎症。炎性浸润向四周扩展，引起毛囊和周围的蜂窝组织坏死、溶解，最后局限形成脓肿。单个损害称为疖，多而反复发作者称疖病。致病细菌通常是葡萄球菌。好发于头、面、颈、臀等部位，夏秋季多见。

【症状表现】

1. 最初出现一个红、肿、痛的小硬结。硬结逐渐扩大，有时呈锥形隆起，顶部出现一黄白色小"脓头"。随炎症的扩大，红、肿、痛也在增加。最后疖的中部变软，"脓头"脱落，脓液排出，疼痛停止，创口迅速愈合。

2. 小疖一般无显著的全身症状，大疖可引起全身不适、畏寒、温度升高、食欲不振和头痛。面部，特别是上唇和鼻部的疖，如果处理不当，则病变很快就会在皮下组织扩散，经眼内角的静脉和眼静脉，传播到颅内静脉窦，引起严重的全身脓性感染。

【中医治疗】

1. 鲜忍冬藤250克（干者50克），生甘草节50克，连翘25克，加水400毫升煎成100毫升，煎2次，服2次（每次100毫升）。每日1剂，连服3～5天。

2. 生黄芪25克，大当归15克，金银花50克，甘草节10克。加水500毫升煎成200毫升，煎2次，每天1剂，连服3～5天。适用于全身营养不良，

皮肤科疾病

疖疮久不愈，不红不痛者。

3. 黄芩、黄柏、黄连等份，研为细末，调水敷患处，早期可使炎肿消散。

4. 如疖已穿破，可用红升丹、白降丹（此药有毒，量宜少，有溃烂则不用）、拔毒生肌散（成药）等敷患处。

【食疗药膳】

苦参疥疮酒：苦参、白鲜皮、川楝子、蛇床子、石榴皮、藜芦各10克，石部、羊蹄根各30克，皂角刺、硫磺各20克，白酒3斤。将上述各药锉细末，浸于酒中，加盖密封1周即可。祛湿、杀虫。用于治疗疥疮。

【健康提醒】

1. 日常注意皮肤的清洁。特别是天热出汗的季节，可常洗澡、洗头、洗衣服。

2. 疖肿周围皮肤要保持清洁，用高锰酸钾溶液或酒精洗擦，以防附近毛囊发生感染。

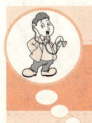

单纯疱疹

单纯疱疹是由人类单纯疱疹病毒感染所致，多侵犯皮肤黏膜交界处，皮疹为限局性簇集性小水疱，病毒长期潜伏和反复发作，常在发热以后发生。

中医称为"热疮"。

【症状表现】

1. 患处起初为红斑，继则在红斑基础上出现成群的针头大小的水疱，常为1群，亦有两三群者，破后露出糜烂面，逐步干燥结痂。

2. 皮肤疱疹多发于皮肤黏膜交界处，以颜面及生殖器部位多见。复发者多倾向同一部位。

3. 自觉局部烧灼和痒感，疼痛不显著。疱疹发展时局部淋巴结肿大。

4. 病程一般1～2周，可自愈，愈后无疤痕。

【中医治疗】

蒲公英、紫花地丁、板蓝根、大青叶各15克，野菊花10克，薏米20克。水煎服，每日1剂。清解肺胃毒热。主治单纯疱疹，肺胃蕴热型。症见局部红斑基础上簇集水疱，灼热刺痒，伴有口渴，便干尿赤，舌红苔白，脉弦滑。

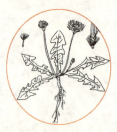

蒲公英

【食疗药膳】

菱角粥：粳米、红糖各100克，菱角500克。将菱角煮熟后去壳取肉，切碎。粳米洗净加水煮至米粒开花时，放入菱角，共煮成稠粥，加红糖调味。清热去湿。适用于单纯疱疹。

【健康提醒】

1. 寻找和消除病因，防止复发。

2. 避免用手强烈搔抓皮疹，及接触不洁净物品。

3. 避免进食刺激性食品。

4. 经常锻炼身体，提高机体免疫力。

皮肤科疾病

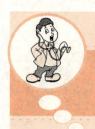

带状疱疹

带状疱疹是由水痘－带状疱疹病毒感染所引起的急性感染性皮肤病。主要表现为成群的密集性小水疱，沿一侧周围神经呈带状分布，常伴有神经痛和局部淋巴结肿大。好发于成人，春、秋季节多见。发病率随年龄增大而呈显著上升。带状疱疹一般不复发，可获终生免疫，但有大约5%的带状疱疹患者会复发，复发多发生在相同的部位。

中医称为"缠腰火丹"、"蛇串疮"、"蜘蛛疮"，俗称"串腰龙"。

【症状表现】

1. 发疹前数日往往有发热、乏力、食欲不振、局部淋巴结肿大，患处感觉过敏或神经痛，但亦可无前驱症状。

2. 皮损表现为局部皮肤潮红，继而出现簇集性粟粒大小丘疹，迅速变为水疱，疱液澄清，疱壁紧张发亮，周围有红晕。

3. 皮损沿一侧皮神经分布，排列成带状，各簇水疱群之间皮肤正常。皮损一般不超过正中线。

4. 神经痛为本病特征之一，年龄愈大，神经痛愈重，可在发疹前或伴随皮疹出现。儿童患者往往较轻或无痛，老年患者则疼痛剧烈，且常于损害消退后遗留长时间的神经痛。

5. 发病迅速，病情急剧，全程约2周。愈后可留有暂时性色素沉着，若无继发感染一般不留疤痕。

【中医治疗】

1. 板蓝根、龙胆草、大青叶各15克，栀子、黄芩、生地、车前子（包煎）、泽泻、延胡索各10克，生甘草6克。清热除湿，解毒止痛。主治热盛型带状疱疹，症见皮损色鲜红、疱壁紧张、灼热刺痛、自觉口渴、口苦、咽干、烦躁易怒、便干尿赤、舌红苔黄、脉弦滑数。

2. 赤芍、双花藤、白芍各15克，当归、陈皮、柴胡、红花、延胡索、桃仁各10克，炙甘草6克，薄荷3克（后下）。活血，行气止痛，清解余毒。主治带状疱疹，气滞血瘀型，症见皮损消退后局部疼痛不止，舌暗苔白，脉弦细。

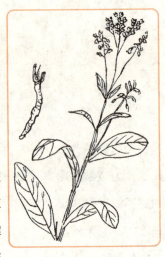

板蓝根

3. 王不留行30克，鸡蛋1~2个。王不留行研末，用蛋清调敷患处。

【食疗药膳】

柴胡青叶粥：柴胡、大青叶各15克，粳米30克，白糖适量。将柴胡、大青叶同放入锅内加水适量上火煎煮，去渣取汁，用药汁煮粳米成粥，加入白糖调味服食。疏肝清热。适用于各种带状疱疹。

【健康提醒】

1. 发病期间注意休息，防止并发感染。
2. 避免用手强烈搔抓皮疹，及接触不洁净物品。
3. 避免进食刺激性食品。

皮肤科疾病

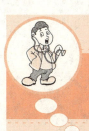

湿 疹

湿疹是一种具有多形性皮疹及渗出倾向，伴剧烈瘙痒，易反复发作的常见炎症性皮肤病。主要表现为多种形态、弥漫性、对称性分布的原发性损害，易渗出，剧烈瘙痒，病程不规则，常反复发作和趋向慢性化。可分为急性、亚急性和慢性3类。患者多为过敏性体质，过敏源可来自机体内部，也可来自外界。内部过敏源如体内病灶、肠寄生虫病、消化道功能失调以及某些内分泌或代谢疾病等，外界过敏源如日光、寒冷、湿热、干燥、搔抓、化妆品、肥皂染料、鱼、虾等均可诱发湿疹。

【症状表现】

1. 急性湿疹：常迅速对称发生于头面、四肢和躯干。一般在弥漫性潮红、轻度水肿基础上出现密集、粟粒大小的丘疹、丘疱疹或小水疱，皮损多渗出，继而糜烂和结痂。常伴有剧烈瘙痒，晚间尤甚。急性湿疹经治疗，约2~3周可治愈，但易反复发作，可移行为亚急性或慢性湿疹。

2. 亚急性湿疹：常由急性湿疹未能及时治疗或治疗不当，致病程迁延所致。皮损较急性湿疹轻，以丘疹、结痂、鳞屑为主，仅有少量水疱及轻度糜烂。

3. 慢性湿疹：常由于急性湿疹和亚急性湿疹处理不当，长期不愈或反复发作转变而来。皮损多局限于某一部位，如手、小腿、肘窝、阴囊、外阴等处，境界明显，炎症不显著。患部皮肤肥厚粗糙，呈苔藓样变，颜色为褐红或褐色，表面常附有糠状鳞屑，伴有抓痕、血痂及色素沉着，部分皮损上仍可出现新的丘疹或水疱。慢性病程，时轻时重，常反复呈急性或亚急性发作。平时自觉症状不明显，就寝前或精神紧张时出现剧烈瘙痒。

【中医治疗】

1. 白茅根、龙胆草、生地、大青叶、薏米各15克，栀子、黄芩、车前草、泽泻、萆薢、茯苓各10克。水煎服，每日1剂。清热利湿，凉血解毒。主治湿热壅盛型湿疹，症见发病急、病程短、皮损潮红、焮热肿胀、渗出显著，心烦口渴，便干尿赤，舌红苔黄等。

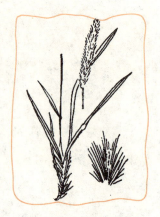

白茅根

2. 滑石30克（先煎），茯苓、茵陈、炒白术各15克，苍术、陈皮、厚朴、黄柏、泽泻各10克，炙甘草6克。健脾燥湿，养血润肤。主治脾虚湿盛型湿疹，症见病程日久，皮损粗糙肥厚或兼少量渗液，口渴不欲饮，大便不干或有溏泻，舌淡体胖或有齿痕、苔白腻，脉沉滑。

【食疗药膳】

荷叶粥：粳米50克，荷叶1张。以常法将粳米煮粥，待粥将熟时取荷叶覆盖粥上，微煮片刻，揭去荷叶，粥成淡绿色，调匀即可。消肿痛、除疮毒。适用于湿疹。

【健康提醒】

1. 尽可能追寻病因，隔绝致敏源，避免再刺激。
2. 注意皮肤卫生，勿用热水或肥皂清洗皮损，不用刺激性止痒药物。
3. 禁食酒类、辛辣刺激性食品及鱼虾等易致敏和不易消化的食物。
4. 劳逸结合，避免过度疲劳和精神紧张。

皮肤科疾病

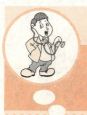

荨麻疹

荨麻疹是多种不同原因所致的一种皮肤黏膜血管反应性疾病，是常见的过敏性皮肤病。主要表现为大小不等的、时隐时现的、边缘清楚的、红色或白色的瘙痒性风团，骤然发生，迅速消退，瘙痒剧烈，愈后不留任何痕迹。

中医称"瘾疹"，俗称风疹块。

【症状表现】

1. 皮损常突然发生，为红色或苍白色大小不等的风团，境界清楚，形态不一，自觉剧烈瘙痒灼热感，皮损可随搔抓而增多、增大。

2. 皮损大多持续半小时至数小时，可自然消退，消退后不留痕迹，有时此起彼伏，1日内可反复多次发作。

3. 部位不定，可泛发全身或局限于某部，有时黏膜亦可受累，如发生于胃肠，则可有恶心、呕吐、腹痛、腹泻等症状；喉头黏膜受侵时则胸闷、气喘、呼吸困难，严重者可引起窒息而危及生命。

4. 根据病程长短可分急性和慢性2型。急性荨麻疹经数日至数周消退，原因较易追查，除去原因后，迅速消退；慢性荨麻疹反复发作，常年累月不愈，病因不易追查。

【中医治疗】

1. 白鲜皮、地肤子各15克，杏仁、白芷、浮萍、白僵蚕、连翘各10克，麻黄、桂枝、甘草各6克。水煎服,每日1剂。辛温解表,宣肺散寒。适用于风寒束表型湿疹,症见皮疹色粉白,遇风冷加重,口不渴,或有腹泻,舌淡体胖、苔白,脉浮紧。

2. 丹参30克,当归、白芍、首乌、生黄芪、白蒺藜及生熟地各15克,川芎、防风、荆芥、甘草各10克。水煎服,每日1剂。滋阴养血,疏散风邪。适用于阴血不足型湿疹,症见皮疹反复发作,迁延日久,午后或夜间加剧,心烦口干,手足心热,舌红少津或舌淡,脉沉细。

3. 针刺治疗:皮疹发于上半身者,取曲池、内关穴;发于下半身者,取血海、足三里、三阴交穴;发于全身者,配风市、风池、大椎、大肠俞穴。

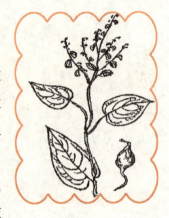

首乌

【食疗药膳】

醋糖姜汤:醋50毫升,红糖100克,生姜30克。醋、红糖与切成细丝的生姜同放入砂锅内煮沸10分钟,去渣。每次服1小杯,每日2~3次,适用于荨麻疹。

【健康提醒】

1. 患病期间避免搔抓皮疹处。
2. 避免接触可致敏的食物、物品、动物、植物等。

皮肤科疾病

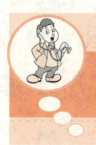

银屑病

银屑病是一种常见并易复发的慢性炎症性皮肤病,俗称"牛皮癣"。分为寻常型和非寻常型两种,以寻常型最为多见。主要表现急性发作,慢性经过,倾向复发。皮损好发于肘、膝关节伸侧和头部,少数病人指(趾)甲和黏膜亦可被侵。致病原因尚不完全明确,主要与遗传、免疫功能紊乱、感染、代谢障碍等有关。

中医称为"白疕",又有"松皮癣"、"干癣"等病名。

【症状表现】

1. 皮损初起为针头至黄豆大的红色丘疹,逐渐增大为钱币或更大淡红色浸润斑,边界清楚,表面覆盖多层干燥的银白色鳞屑。轻轻刮除表面鳞屑,基底即露出鲜红、平滑有亮光的半透明薄膜,再刮除薄膜,则出现小出血点。

2. 皮损形态可表现为多种形式。急性期皮损多呈点滴状,鲜红色,瘙痒较著;静止期皮损常为斑块状或地图状等;消退期皮损常呈环状、半环状。皮损一般冬重夏轻,常容易复发。非寻常型银屑病可有泛发的脓疱、关节损害及红皮病,一般比较少见。

【中医治疗】

1. 白花蛇舌草、丹参各30克,赤芍、生槐花、白茅根、生地、紫草、大青叶、土茯苓各15克,丹皮、莪术各10克。水煎服,每日1剂。清热凉血,活血解毒。适用进行期的银屑病，症见新疹频出、疹色鲜红，伴口渴咽干、心烦易怒、便秘、尿赤、舌红苔黄、脉弦滑有力。

2. 丹参30克，生地、首乌、鸡血藤、土茯苓、白花蛇舌草各15克，当归、麦冬、天冬、白芍、甘草各10克。养血润燥，活血解毒。适用于银屑病的静止期和退行期，症见病程日久、无新疹发生、皮疹肥厚干燥，舌质淡、苔白，脉沉细。

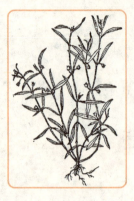

白花蛇舌草

3. 药浴治疗：侧柏叶、楮桃叶各250克，加水5000毫升，煮沸20分钟，适温浸浴，每周2~3次。

【食疗药膳】

生槐花粥：生槐花、土茯苓各30克，粳米60克，红糖适量。将生槐花、土茯苓放入锅内，加入适量的水烧开半小时，去渣取出汁液，再加入粳米煮成粥，放入适量红糖调匀即可。每日1次，10天为1个疗程。清热凉血，祛风止痒。

【健康提醒】

1. 避免物理性、化学性物质和药物的刺激，防止外伤和滥用药物，特别是进行期要避免应用强烈刺激性药物。

2. 保持皮肤清洁，避免搔抓和烫洗，以免加重病情。

3. 居室应干燥，避免潮湿，生活有规律，劳逸结合。

4. 解除患者思想顾虑，消除精神紧张，避免各种诱发因素。

5. 饮食上多吃高蛋白类食物，避免食用辛辣刺激性食物和饮酒。

6. 泛发性脓疱型银屑病和红皮病型银屑病多伴有高热、头痛、关节痛等不适，故应密切观察病情变化，加强生活护理。

皮肤科疾病

白癜风

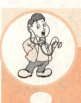

白癜风是一种常见的后天性、局限性或泛发性皮肤色素脱失病。由皮肤的黑素细胞功能消失而引发，但机制还不清楚。可发生于任何部位，较多见于面、颈、前臂、腕、手背等暴露部位及外生殖器等皱褶处，可孤立存在或对称分布，沿神经节分布或带状排列，个别可泛发全身，只剩余少数正常皮肤。

【症状表现】

1. 损害为局部色素脱色斑，呈乳白色，形态大小不一，边界清楚，边缘色素往往稍深。损害可长期局限于躯体某部，部分也可自愈。

2. 病程长短不一，常在日光照晒、精神创伤或手术等严重刺激情况后迅速扩散。进展期白斑向正常皮肤移行，境界不清楚。

【中医治疗】

1. 丹参30克，白蒺藜、首乌藤、赤白芍各15克，当归、红花、川芎、防风、补骨脂、柴胡、陈皮、香附各10克。水煎服，每日1剂。活血疏风，调和气血。适用于白癜风，证属风血相搏，气血不和，症见白色斑片、精神郁闷、心烦急躁、舌淡苔白、脉缓。

2. 局部用梅花针或针灸刺激治疗。

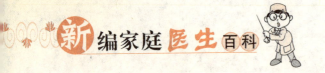

【食疗药膳】

花生红花汤：花生仁15克，红花1.5克，冰糖30克。以水煎煮花生仁和红花，放入红糖。每日1剂当作茶饮，花生仁可以食用。适用于白癜风。

【健康提醒】

平时多吃坚果与豆类、贝壳类食品，不要滥用维生素C及少吃或不吃富含维生素C的水果，如猕猴桃等。保持心情舒畅，克服消极、抑郁的心理。

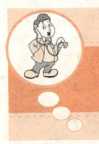

脓疱疮

脓疱疮是由化脓性球菌引起的一种常见的、通过接触传染的浅表皮肤感染性化脓性皮肤病以发生水疱、脓疱，易破溃结脓痂为特征，又名"传染性脓疱病"，俗称"黄水疮"。多发于颜面、颈、四肢等暴露部位，婴儿好发于头的枕部。按临床表现分为大疱性和非大疱性脓疱疮两种类型。多发于夏秋季节，以婴幼儿和学龄前儿童多见，常在托儿所、幼儿园等集体儿童机构迅速蔓延和造成流行。主要传染源是儿童的玩具和污秽的手指，理发室、浴室和患病的子女也是传染源。

皮肤科疾病

【症状表现】

1. 初起为点状红斑或小丘疹，迅速变为粟粒、豌豆或更大的水疱，周围有红晕。约1~2日后，水疱变为脓疱。脓疱壁一般较松弛，疱壁薄而易破，破后露出糜烂面，干燥后结成蜜黄色厚痂，痂脱落后，留下暗紫色斑，数日后可自行消退，不留瘢痕。单个脓疱1周左右即可痊愈。

2. 自觉瘙痒，常因搔抓而不断接种新疹。如不治疗，脓液中的病菌不断向邻近部位蔓延扩展，往往这里好了，那里又发，使病程连绵不断。

3. 可伴有局部淋巴结肿大。严重时可有发热，甚至并发肾炎、败血症等。

【中医治疗】

1. 滑石30克（包煎）、蒲公英、地丁、野菊花、金银花、黄芩、生地、泽泻各10克，生甘草6克。水煎服，每日1剂。清热解毒利湿。主治浓疱疮，证属肺胃湿热、外感毒邪，症见脓疱周围有炎性红晕，破后糜烂结脓痂，伴发热、口渴、纳呆、便干尿黄、舌红、苔薄黄、脉滑数。

2. 马齿苋、苦参各30克，水煎湿敷患处。

【食疗药膳】

丝瓜白菜瘦肉汤： 丝瓜1条，白菜100克，猪瘦肉50克，精盐适量。同煲煮汤，熟时加精盐调味食用，每日1~2次。此食疗法适用于脓疱疮等疾病。

【健康提醒】

1. 注意清洁卫生，经常修剪指甲，勤洗手、勤洗澡、勤换衣服。治愈后，患者接触过的物品，要煮沸消毒。

2. 保护皮肤完整，即使皮肤有极细小的破损，也应及时涂些红药水或龙胆紫，以防感染。如有湿疹、虫咬皮炎等瘙痒性皮肤病，应早期积极治疗，切忌搔抓。

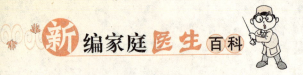

3. 暑天要积极防治痱子。

4. 产房、婴儿室、托儿所或幼儿园如有发病应及时隔离治疗,严密消毒。

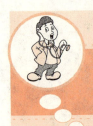

接触性皮炎

接触性皮炎是皮肤黏膜接触外界某些物质后,主要在接触部位发生的炎症反应性皮肤病。多发生于暴露部位,损害范围常与接触物形态相同,程度有轻有重,脱离接触物后很快会痊愈。致病原因有动物性、植物性和化学性物质三大类,以化学物质致病多见。

中医属"漆疮"、"膏药风"、"马桶癣"等范畴。

【症状表现】

一般表现为急性皮炎,如红斑、丘疹、肿胀的干性皮疹,或兼有水疱、渗出、糜烂等。伴瘙痒与灼热感。发病多在接触过敏物质的暴露部分,如塑料表带引起的皮炎就局限于腕部。常见的接触过敏物质有皮毛、化妆品、药物(磺胺、汞剂、胶布、消毒物品等)、生漆、染料、塑料、橡胶、农药、电镀、日光或某些植物等。另有由于长期接触过敏物质,皮炎呈慢性苔藓样肥厚片块。

【中医治疗】

1. 板蓝根15克,蒲公英12克,牛蒡子、僵蚕、黄芩、栀子各10克,桑

皮肤科疾病

叶6克，薄荷、黄连、桔梗、生甘草各3克。水煎服。清热祛风解毒。适用于皮炎急性炎症阶段，症见皮疹呈红斑、肿胀、瘙痒、灼热。有水疱、渗出、糜烂者，加车前子、茯苓皮、萆薢各10克。

2. 蒲公英30~60克煎汤，稍冷湿敷。适用于植物日光性皮炎。

【食疗药膳】

山楂肉丁：红花10克，瘦猪肉250克，山楂30克，精盐、食用油各适量。红花油炸后去渣，放入瘦猪肉煸炒，再入精盐、山楂同炒至熟。佐餐食用。活血散瘀，滋阴润燥。主治瘀血阻络型接触性皮炎。

【健康提醒】

1. 发病后立即用凉开水或生理盐水将接触物洗净，避免搔抓和用热水、肥皂水烫洗。

2. 不直接接触高浓度酸、碱或可能使自己发生敏感反应的物质。

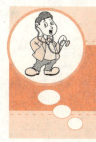

神经性皮炎

神经性皮炎，又称慢性单纯性苔藓，是一种以皮肤苔藓样变及剧烈瘙痒为特征的慢性炎症性疾病。表现为成片的皮纹明显的斑片，常伴有剧烈瘙痒。病因尚不十分明确，一般认为可能与植物神经系统功能紊乱有关，如精神过

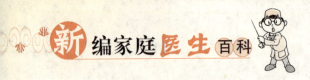

度兴奋、忧郁、疲劳、惊恐、焦虑,心情急躁,生活环境的突然改变等。另外,局部刺激,如搔抓、衣领及毛织衣物的摩擦、食用刺激食物和饮料等,也可诱发本病。

【症状表现】

初起时局部皮肤奇痒,经不断搔抓后出现坚实平顶丘疹,很快融合扩大成片,逐渐增厚表面皮嵴突起,皮沟加深,形似苔藓,外围还可见分散的丘疹。发生部位以颈后及其两侧为主,其次为肘窝、腘窝、前臂、腰腿部,常对称分布。皮肤颜色或浅或深。搔抓或涂抹不适当药物可引起红肿、糜烂、渗出或化脓。主要类型有:

1. 局限型:由长期搔抓而成,苔藓样片状损害,局限于1~2处,以颈背、颈侧、肘膝关节伸侧面、尾骶部多见,皮肤一般呈正常颜色。

2. 多发型:皮疹片块在三四片以上,不只有苔藓样改变,还可有红斑、丘疹、鳞屑、脱屑等改变。常呈对称性发生。

3. 弥漫型:开始全身瘙痒,搔抓后有小片风团皮疹,长期刺激可形成色素沉着,皮肤肥厚、苔藓化损害。病损以躯干为主,但除颜面、掌口外,其他部位均可发生。病程慢长,可有浅淋巴结炎性肿大。多发生于中年以上男性。

【中医治疗】

1. 苦参12克,银花、黄芩、栀子、赤芍各10克,桑叶、菊花、苍术各6克,生甘草3克。水煎服。散风清热利湿。适用于皮炎,证属风湿热型,症见局部除有成片丘疹肥厚外,并伴有皮损潮红、糜烂、湿润和血痂,舌苔薄黄或黄腻,脉濡数。

2. 生地、首乌、苦参各12克,当归、白芍、玉竹、胡麻、秦艽各10克,炙甘草3克。水煎服。养血祛风润燥。适用皮炎,证属血虚风燥型,症见病程较长,局部干燥、肥厚、脱屑,状如牛领之皮,舌苔薄,脉濡细。情绪激动症状加重者,可加入珍珠母、生牡蛎各30克,代赭石18克,夜交藤12克,

皮肤科疾病

五味子4.5克。

3. 针刺曲池、血海，也可在皮损周围针刺、捻转、馏针，并选其苔化最厚处点刺出血。也可用梅花针打刺出血，每日1次。

【食疗药膳】

鱼腥草豆带汤：绿豆30克，海带20克，鱼腥草15克，白糖适量。以上几味材料加水煎汤，去鱼腥草，加白糖调味。饮汤食绿豆和海带。每日1次，连服7日。清热解毒。适用于神经性皮炎。

【健康提醒】

1. 避免搔抓、摩擦、热水洗烫，不滥用药。

2. 不喝浓茶，忌食辛辣食物，调理胃肠功能。减轻精神负担，保持精神愉快。

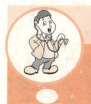

尖锐湿疣

尖锐湿疣，又称生殖器疣，是由人乳头瘤病毒感染引起的好发于生殖器、会阴和肛门等部位的表皮瘤样增生。男性以冠状沟及包皮系带周围最为常见，也可见于阴茎、包皮、龟头及尿道口等部位。属性传播疾病。

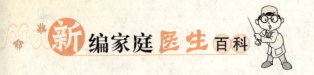

【症状表现】

1. 多数有不洁性交史。

2. 初起为细小淡红色丘疹，后逐渐增大，表面凹凸不平，湿润柔软，呈乳头样、蕈样或菜花样隆起，红色或污灰色，根部常有蒂，且常易发生糜烂、渗液，触之较易出血。

3. 好发于外生殖器及肛门附近皮肤、黏膜湿润区域，偶可见于腋窝、口腔等处。

4. 病程不定，可于几个月内自然消退，也有持续多年不消退者。

5. 高危型尖锐湿疣可恶变为癌。

【中医治疗】

1. 板蓝根、大青叶、丹参各30克，薏米20克，龙胆草、车前草、苍术各15克，黄柏、生地、泽泻、紫草、柴胡、生甘草各10克。水煎服，每日1剂。清热除湿解毒。证属淫邪湿毒，肝胆湿热。

2. 外治法：板蓝根、大青叶各30克，金钱草15克，大黄12克，水煎熏洗患处。

【食疗药膳】

蛇舌草蜂蜜饮：白花蛇舌草30～60克，蜂蜜适量，水煎白花蛇舌草，去渣，调入蜂蜜，代茶频饮。适用于尖锐湿疣证属毒热者。

【健康提醒】

1. 早发现，早治疗，以防止疣体增大、增多及传播。

2. 患者及性伴侣要一起进行治疗，并暂时停止性生活或亲密接触，以降低传染。

皮肤科疾病

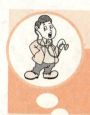

生殖器疱疹

生殖器疱疹，即发生于生殖器部位的单纯疱疹，是由单纯疱疹病毒侵犯生殖器部位皮肤和黏膜引起的炎症性、复发性的性传播疾病。与发生于口角处的单纯疱疹不同的是，本病多通过性关系传染，潜伏于神经节细胞中，由感冒、消化不良、精神因素等诱发。

【症状表现】

1. 原发性疱疹：男性患者皮损多发生于包皮、龟头冠状沟、尿道口及阴茎等处。女患者发生于大小阴唇、阴蒂、阴道及宫颈处。皮损为红斑基础上成群的水疱。黏膜处的水疱容易破溃，溃疡一般持续4~15天，然后结痂愈合，不留瘢痕。可并发有口唇、臀部、眼部疱疹。男性患者可并发尿道炎、膀胱炎及前列腺炎，还可继发细菌感染及念球菌感染。女性患者多伴有宫颈炎（宫颈发红、糜烂、溃疡，有脓性分泌物），排尿困难，腹股沟淋巴结肿大及压痛。少数病人中枢神经也有受累，并发无菌性脑膜炎或横贯性脊髓炎。

2. 复发性疱疹：复发皮损范围小，局限于生殖器部位，有时可仅有1~2个，症状轻，病程短，约10天左右。80%的患者可在感染后一年复发。有15%~30%女患者复发时伴宫颈炎。月经周期、性交、妊娠外伤、情绪变化均可成为诱因。

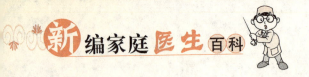

【中医治疗】

1. 龙胆草、栀子、黄芩、柴胡、车前子、生地、当归、木通、生甘草各10克，薏米30克，水煎服。清热除湿。适于生殖器疱疹，证属湿热下注型，症见生殖器部位水疱成簇，周边有红晕，或有糜烂，伴有瘙痒，口苦口渴，小便黄赤，舌红苔黄腻，脉弦滑。

2. 银花、花粉、蒲公英、板蓝根、马齿苋各30克，当归15克，天葵子10克，生甘草6克，水煎服。清热解毒。适于生殖器疱疹，证属毒热蕴结型，症见阴部疱疹较大、较红、疼痛显著，腹股沟淋巴结肿大。或有低热，排尿困难。舌红绛，脉滑数。

【食疗药膳】

苦瓜饮：鲜苦瓜2根。用苦瓜绞汁，以开水冲服。清热解毒利湿，适用于阴部疱疹中医证属毒热夹湿者。

【健康提醒】

1. 发现病人或可疑人群，应严格予以隔离消毒，病人用过的衣物、用具要彻底消毒，完全切断传染途径；禁止性生活。

2. 怀孕病人应积极治疗。妊娠28周前，原发性生殖器疱疹者应终止妊娠；妊娠晚期感染者，应在羊水破膜前进行剖宫产。

3. 加强体育锻炼，增强体质，减少精神刺激等诱因。

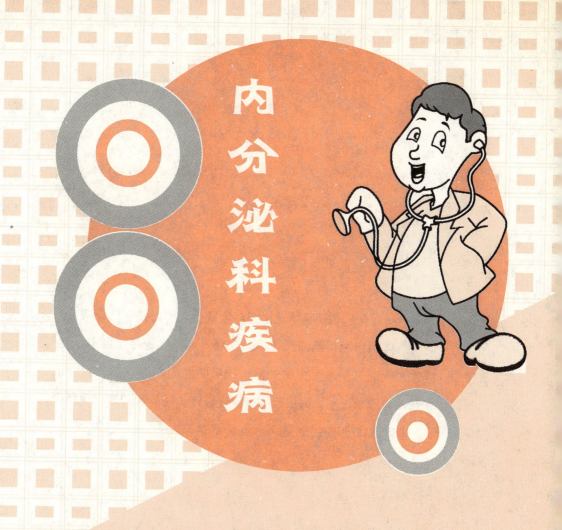

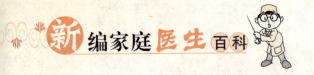

糖尿病

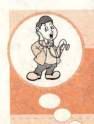

糖尿病是一种新陈代谢疾病，是由胰岛素缺少而引起的糖代谢紊乱所致。由于糖不能被身体组织利用而潴留血中，血糖升高后，糖由肾排出，进而出现糖尿。糖代谢紊乱又引起蛋白质失常，结果脂肪代谢的中间产物（酮体，为酸性）便在体内滞留过多，而引起酸中毒或昏迷。肥胖和糖尿病关系密切，但原因未明。我国大约30%的糖尿病患者是肥胖者，患者以中年人居多，男多于女。

【症状表现】

儿童或青年患者常起病突然，症状也典型；中年以上患者，起病多缓慢，症状较轻微，常于体格检查常规验尿时或发生了并发病（如酸中毒、感染等）时才发现。主要表现为"三多"（尿多、喝水多、吃得多）和体重减轻。

1. 尿多，因尿中的糖浓度增加，由肾排出时而携带出大量液体所致。每昼夜尿量可达5~10升，大部分在白天排出，因为白天吃饭后血糖升高。

2. 喝水多，为了补充由于尿多而失的水分。

3. 吃得多，为了补偿失去的养分（糖类），患儿常有多吃，成人较少见。

4. 体重减轻，是由于组织失水以及组织的脂肪和蛋白质分解。

5. 有口干、口渴等口腔症状，或口腔黏膜瘀点、瘀斑、水肿，口内炽热感。口腔症状常是糖尿病的先兆。一般葡萄糖耐量降低的患者，常有口干多饮、炽热感、牙龈肿痛、牙齿叩痛。

6. 40 岁以上并有糖尿病家族史，原来较胖而近期不明原因体重减轻者。

7. 常有饥饿感，饥饿时出现过心悸、出汗、乏力、颤抖等（低血糖症）症状者。

8. 反复性皮肤或外阴感染者。如毛囊炎，皮肤轻擦伤、抓破后易发生感染，以及反复发作的外阴炎、阴道炎、龟头炎等，这是由于血糖较高，皮肤组织中含葡萄糖量亦较多，因而有利于细菌、真菌繁殖。

9. 反复出现的上呼吸道感染、肺部感染以及活动性肺结核，可能与患糖尿病后抵抗力下降等因素有关。

10. 年龄较轻的动脉硬化、高血压、冠心病患者，这些情况与糖尿病合并血管病变及脂肪代谢紊乱有关。

11. 有妊娠并发症，如曾发生过多次流产，妊毒症，胎死宫内，羊水过多，以及分娩过巨大胎儿者。

12. 有周围神经功能障碍表现，如肩部及手足麻木、灼热感、蚁走感等。

13. 跟腱反射减弱或消失。出现这类情况的人，伴有糖耐量异常者可高达 53.3%。

14. 菱形舌炎，即舌体中央部分的舌乳头发生萎缩，局部呈一无舌苔覆盖的菱形缺损区。有相当一部分糖尿病患者有这一症状。

15. 突然性视力减退或较早出现白内障且进展较快，或屈光不正，时轻时重。

16. 中年男性发生无原因性的阳痿。

17. 身体肥胖的女性，即腰围与臀围比值大于 70%～85%者，其中 60%左右的人可有糖耐量异常。

【中医治疗】

1. 熟地、山药、茯苓、泽泻各 30 克，山萸肉、牡丹皮各 12 克，肉桂、制附子各 6 克。水煎服，每日 1 剂。滋肾温阳。适用糖尿病，证属阴阳两虚，症见尿频数、清长，面色黧黑或白光，腰膝酸软，水肿，阳痿祛寒，舌淡苔白，脉沉细无力。

2. 生地、石膏、花粉、玄参、丹参各 30 克，葛根 15 克，知母 12 克，麦冬、枳壳各 10 克，川连 5 克。水煎服，连煎 3 次，合液，分 3 次用，每日 1 剂。养阴清热，生津止渴。主治糖尿病，症见烦渴长饮、多食善饥、咽干舌燥、尿量频多等。

3. 童子鸡 1 只，芡实、白扁豆、益智仁、薏米各 30 克。将 4 味药填入鸡胸腔内，炖汤服食，每日 1 剂，服 3～5 剂后，改每 10 日 1 剂。适用于各型糖尿病者。

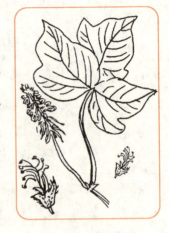

葛根

【食疗药膳】

南瓜牛肉汤： 南瓜（嫩）500 克，牛肉 250 克。嫩青南瓜洗净，切成 3 厘米左右的方块。牛肉去筋膜，洗净切成 2 厘米见方的块，先在沸水中略焯一下，放入锅内，加入清水约 1000 毫升，置武火上烧沸后，加入南瓜同煮，约 2 小时待牛肉炖熟即成。降血糖、益脾肾。嫩南瓜久服可治糖尿病，可作为糖尿病患者的辅助食疗方。

【健康提醒】

1. 早诊断、早治疗，预防及治疗各种并发症，严格控制血糖水平。

2. 保持有规律的生活制度，注意个人卫生，预防各种感染，坚持适当的体力锻炼，避免体型肥胖。

3. 饮食控制后吃不饱时，可以用菜代粮，一般蔬菜含糖量在 1%～3% 左右。如将芹菜、小白菜、鸡毛菜、青菜、卷心菜、黄芽菜、冬瓜、南瓜等蔬

内分泌科疾病

菜用水煮3次后食用,糖分几乎全部破坏,可以用之充饥。轻症病人可吃些含糖量少的水果,如杨梅、菠萝、樱桃、草莓、海棠果、梨、枇杷等,但不宜吃香蕉、苹果,也不宜吃糖果、蜜饯、糕点等。日常饮食中的糖、蛋白质、脂肪应有适当比例,并应含有足量维生素,以保证足够的营养。

4. 尽量保持平静、愉悦的心情,以免因情绪急剧变化引起血糖的升高。

肥胖症

肥胖症是指人进食热量多于消耗量,进而形成脂肪堆积、储存于体内,使体重超过标准体重20%者。致病原因原因有2种:一是进食热量超过消耗量,多余的营养物质主要转化为脂肪,储存于各组织及皮下,形成肥胖;二是病理原因增强了脂肪的储存所形成的肥胖。肥胖无明显原因可寻的称为单纯性肥胖症,有明显原因者称为继发性肥胖症。可见于任何年龄组,但多见于40岁以上;现在有年轻化的趋势,尤以女性为多,60~70岁以上者较少见。

【症状表现】

1. 肥胖症的病理改变是以脂肪细胞增生、肥大、体内脂肪堆积为特点,以肥胖、体重增加为其主要表现。测体重超过标准体重20%以上,并有脂肪百分率(F%)超过30%者。超过标准体重,但脂肪百分率低于20%者为超重；体重超过30%～35%，脂肪百分率超过35%～45%为中度肥胖症；超过标准体重50%以上，脂肪百分率超过45%以上者为重度肥胖。

2. 男性患者脂肪分布以颈及躯干部为主，四肢较少，女性以腹部、四肢和臀部为主。轻度肥胖者无症状，或仅有少动、欲睡、易疲乏、胃纳亢进、腹胀便秘；女性患者出现月经量少，男性则性功能减退，阳痿等。

中、重度患者由于脂肪堆积，体重过大，活动时耗氧量增加，对心肺造成影响，易出现心慌、气促，甚至心肺功能不全；查体时可见肝肿大（因脂肪肝引起），空腹及餐后胰岛素分泌量及血浆浓度增高，糖耐量试验降低，总脂、胆固醇、三酰甘油及游离脂肪酸常增高，呈高脂蛋白血症。血浆氨基酸及葡萄糖倾向于增高，总三碘甲状腺原氨酸（T3）偏离、甲状腺功能正常，基础代谢率低，血中皮质醇及24小时尿17－羟类固醇增高。

【中医治疗】

1. 牡丹皮、栀子、柴胡、桃仁、红花、川芎各9克，白术、当归、白芍、胆草各12克，云苓15克，甘草6克，薄荷3克。水煎服。疏肝理气，化郁消胖。适用肥胖症，证属肝郁气滞，症见肥胖、胸胁苦满、胃脘痞闷、月经不调、闭经、失眠多梦、舌质暗红苔白腻等。

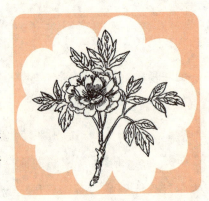

牡丹皮

2. 黄芪30克，党参、苍术、丹参、山楂、大黄、荷叶、海藻各15克，白术、柴胡、陈皮、姜黄、泽泻、决明子各10克。水煎服，每日1剂，每剂分3次服，早中晚饭前半小时各服1次。1个月为1个疗程。健脾益气，活血理气，通腑导滞，降浊化饮。主治肥胖症。

3. 按摩：仰卧，用单掌或叠掌置脐上，按顺时针、逆时针方向由小到大，由大到小，稍用力各按摩5分钟。双手掌自胁下向腹部推擦，以热为度。

【食疗药膳】

减肥茶：生山楂、生薏米各10克，橘皮5克，荷叶60克。荷叶晒干，上药共研细末，混合，每天早上放入热水瓶内用开水冲泡，当日喝完，每日1剂，连服100天。

【健康提醒】

1. 行为：制订饮食计划，改变进食行为，注意进食方式和环境，如增加咀嚼次数，减慢进食速度，避免进食时边看电视边听广播，克服在疲乏、厌烦、抑郁期间因冲动而过量进食，避免暴饮暴食等。

2. 饮食：轻度肥胖者，通过限制脂肪和含糖食品，加强体力劳动和锻炼，每月减少体重0.5～1千克，使体重逐渐接近理想体重；中度肥胖者，每日总热量摄入应控制在1200千卡以下，每月减轻体重1～2千克，可适当增加蔬菜量，避免或少吃甜食、巧克力等，数周后根据体重下降情况调整计划；重度肥胖者，每日总热量限制在800千卡，但应注意热量过低引起衰竭、抑郁甚至心律失常等不良后果，且不能超过12周。

3. 体育锻炼：应与饮食治疗相配合，否则体重不易下降。应根据患者的身体情况制定计划，确定运动方式和运动时间、运动量，循序渐进，以利减肥。

高脂血症

高脂血症是指血脂水平过高,血浆脂蛋白超过正常限高时称高脂蛋白血症。致病原因有很多,先天性的遗传基因缺陷,如脂肪代谢机制不健全,会导致高脂血症;继发某些疾病,如糖尿病、甲状腺功能减退、痛风、肝肾疾病等;饮食的原因,如连续进食含脂量高的饮食会使血脂持续增高,过多进食糖类可使血脂升高,过量进食蛋白质通过肝脏分解也会使血脂升高。

高脂血症分为原发性和继发性,前者属遗传性脂质代谢紊乱疾病;后者多为未控制的糖尿病、动脉粥样硬化、肾病综合征、黏液性水肿、甲状腺功能低下、胆汁性肝硬化等病所伴发的并发症。根据胆固醇及三酰甘油的含量情况将高脂血症分为3型:高胆固醇血症、高三酰甘油血症和高胆固醇、高三酰甘油血症。根据世界卫生组织标准,可把高脂蛋白血症分成Ⅰ、Ⅱ、Ⅲ、Ⅳ、Ⅴ5种类型。

【症状表现】

1. Ⅰ型:极罕见,属遗传性。在肘、背和臀部可见疹状黄色瘤;三酰甘油很高(>2000毫克/分升)时,眼底可出现脂血症视网膜;肝脾肿大,其大小程度随三酰甘油含量而改变;腹痛反复发作。

2. Ⅱ型:比较多见,显性遗传,主要临床表现为眼睑部有黄色瘤、肌腱黄色瘤及皮下结节状黄色瘤;早发动脉硬化。

内分泌科疾病

3. Ⅲ型：较少见，家族性，隐性遗传。病人常在30～40岁时出现扁平状黄色瘤、结节性疹状黄色瘤和肌腱黄色瘤，早发冠状动脉及周围动脉疾病，常伴肥胖和血尿酸增高。

4. Ⅳ型：多见，常于20岁后发病，可为家族性，显性遗传。其特点是内源性三酰甘油异常增高，有肌腱黄色瘤、皮下结节状黄色瘤、皮疹样黄色瘤及眼睑黄斑瘤、视网膜脂血症，进展迅速的动脉粥样硬化，可伴胰腺炎、血尿酸增高。

5. Ⅴ型：为Ⅰ和Ⅳ型的混合型，可同时具有Ⅰ和Ⅳ型的特征。

【中医治疗】

1. 决明子、炒山楂各180克，泽泻120克，白茯苓90克，炒苍术、炒枳壳、何首乌、红花、丹参、车前子、肉苁蓉、刺蒺藜、杭菊花、茺蔚子、川郁金、远志各60克，陈皮、制胆星、石菖蒲各40克。上药研为细末，过筛，加水调成绿豆大的丸状，每次服5克，每日3次，3个月为1个疗程，可连服2～3个疗程。行气活血，化湿消痰。主治高脂血症。

2. 生山楂30克，决明子25克，何首乌、泽泻各20克，荷叶、丹参各15克，生甘草10克。上药水煎3次后合并药液，分2～3次口服，每日1剂。1个月为1个疗程。服用第15日、第30日分别空腹抽血查血脂。主治高脂血症。

3. 山楂、杭菊花各10克，决明子15克，稍煎，代茶饮用，每日1剂，连服3个月。

【食疗药膳】

海带绿豆汤：海带、绿豆各150克，红糖100克。海带浸泡，洗净，切块，绿豆淘洗干净，与海带同煮至豆烂，加入红糖稍煮即可。每日2次，可连续服用。清热解毒、降血压、降血脂。适用于高血压、高血脂的辅助治疗。注意：海带中含有有毒物质砷，烹制前应浸泡3小时以上，并勤换水；吃海带后不要马上喝茶，也不要立刻食用酸涩的水果。

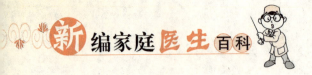

【健康提醒】

1. 饮食控制是本病治疗的基本措施，总原则是注意限制总热量，使体重正常。Ⅰ型一般只需低脂饮食；对内源性高三酰甘油即Ⅲ、Ⅳ、Ⅴ型要重点限制总热量及糖，减轻体重；Ⅱ型宜采用低胆固醇饮食、低饱和脂肪酸饮食并加用不饱和脂肪酸，如亚油酸等。

2. 适当控制进食脂肪及高胆固醇食物是必要的，但不能过度，否则既影响食欲，又会引起营养缺乏，于病情不利。

3. 雌激素对血脂升高有一定影响。许多女性血脂升高者，在停服避孕药后会得到改善。

4. 治疗时适量选食一些有利于降血脂的食品，如牛奶、鱼类、大蒜、香菇、蘑菇、木耳、燕麦、洋葱、葵花子、红枣、花生、黄豆、胡桃、玉米油、芝麻油、海带、苹果等。

5. 山楂有降血脂的作用，但市售的山楂食品及饮料含糖极多，患者勿过多食用。

6. 保持精神放松愉快，增强运动和体力活动。

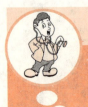

单纯性甲状腺肿

单纯性甲状腺肿，俗称"粗脖子"、"大脖子"或"瘿脖子"，是因缺碘

内分泌科疾病

导致甲状腺肿大或酶缺陷所引起的甲状腺代偿性增生、肥大。可为地方性或散发性,一般不伴功能改变。本病多呈地方性,称为地方性甲状腺肿,散发者较少。多见于青春期或妊娠期。

【症状表现】

1. 早期症状不明显,甲状腺呈弥漫性肿大,以后继续发展,逐渐形成结节,可为单个或多个结节。甲状腺功能多数正常或有轻度减低。

2. 巨大者可有压迫症状:压迫气管出现呼吸困难,压迫食管可致吞咽困难,压迫喉返神经引起声嘶,压迫上腔静脉则出现上腔静脉综合征而出现面部及上肢水肿。

【中医治疗】

1. 生牡蛎、黄芪、生地各30克,党参、麦冬、枸杞子、山药、白芍、制首乌各15克,香附、山萸肉、五味子各10克,甘草6克。水煎服,每日1剂,分2次服。适用于甲状腺肿大、心悸怔忡、怕热多汗、形体消瘦、神疲乏力、腰膝酸软等症。

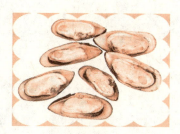

牡蛎

2. 海藻、昆布、海带、连翘各15克,青皮、陈皮、浙贝母、半夏、当归、川芎各10克,甘草6克。理气化痰,活血化瘀,软坚散结。适用单纯性甲状腺肿,证属痰结血瘀,症见颈前肿块偏于一侧,质较硬,有结节,胸闷气促,咳嗽少痰等。

3. 青柿子1000克,去柄洗净,捣烂绞汁,放锅中煎煮浓缩至稠黏,加入蜂蜜1倍,继续煎至黏稠时离火,待冷装瓶备用。每次1汤匙,沸水冲服。每天2次,连服10~15天。

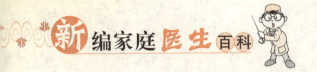

【食疗药膳】

鱼香四季豆：四季豆250克，猪肉500克，豆瓣、酱油、白糖、醋、水豆粉、菜油、猪油、葱花、姜末、蒜末各适量。四季豆去筋掐成节，放入油锅内炸至断生时捞出；猪肉剁成碎末。锅内放入猪油、菜油烧至七成热时，放入肉末，炒干水气时放入姜末、豆瓣、蒜末，炒出香味，放入清汤，再放入四季豆、酱油、白糖、醋，用文火烧至四季豆熟烂时，放味精、葱花、水豆粉，收汁起锅。佐餐常食。滋阴清热。

【健康提醒】

1. 对于缺碘所致者，要补充碘剂，在地方性甲状腺流行地区可采用碘盐防治。

2. 40岁以上特别是结节性甲状腺肿患者，应避免食太多含碘物质，以免发生碘甲状腺功能亢进症。

3. 一些食物中含有影响甲状腺代谢的物质，也可引起甲状腺的肿大，如卷心菜、大头菜、油菜子、木薯等因有氰化物抑制甲状腺激素的合成，萝卜、大豆、豌豆、花生等可产生一种5－乙烯－2－硫氧氮五环的物质而引起甲状腺肿大，长期大量食用这些食物，会造成甲状腺肿大，需引起注意。

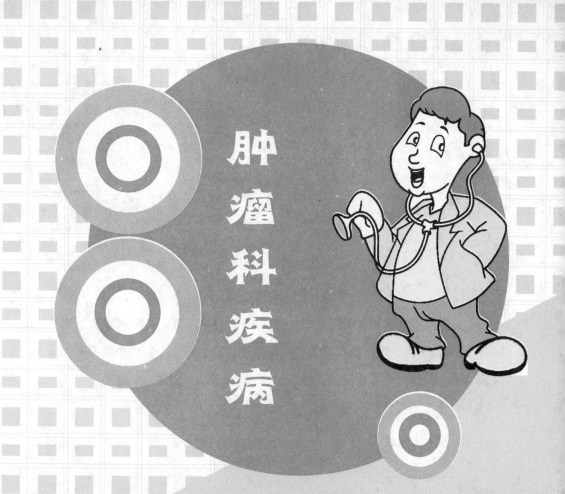
肿瘤科疾病

鼻咽癌

鼻咽癌是指发生在鼻腔与咽之间鼻咽部的恶性肿瘤。致病原因与遗传因素、EB病毒、环境致癌物质及多种化学致癌物质有关,如亚硝胺类及微量元素镍等。此外,维生素缺乏、性激素失调等均可以改变黏膜对致癌物的敏感性。以壮年发病最多,30~50岁组占发病人数60%,男性多于女性。

【症状表现】

1. 涕中带血:鼻出血是本病早期症状之一,尤其是清晨由口内吸出的鼻咽分泌物内带有小血丝或小血块;

2. 鼻塞:为早期症状之一。开始为单侧,随病情恶化可发展为两侧,逐渐加重,最后完全阻塞。

3. 耳鸣耳聋:是早期症状之一。开始常为一侧,持续进行发展。

4. 偏头痛:以太阳穴一带疼痛为甚。

5. 颈部肿块:肿块大多数最先出现在颈部,尤其是在耳垂后下方一带。绝大多数无疼痛,表面颜色正常。

6. 其他症状:部分患者可出现眼部活动困难、复视、面部肌肉麻木、张口困难、吞咽困难、舌活动不灵便、声音嘶哑等。

肿瘤科疾病

【中医治疗】

1. 海藻、玄参、苍耳子、川石斛、玉竹各12克，野菊花、北沙参、生地、赤芍、夏枯草、白花蛇舌草、藕节各15克，辛夷花（包煎）、焦山栀、象贝母各10克，白茅根、龙葵、麦冬各30克，桃仁6克，大枣7枚。每日1剂，水煎服，分2次服。

2. 白花蛇舌草30克，白毛藤20～30克，甘草、丹参12～15克，麦冬、天冬、白茅根、党参各12克，沙参、茯苓、白术、生地各10克，元参、玉竹、银花各9克。水煎服。

3. 夏枯草、生牡蛎、昆布各30克，生黄芪、炒白术各15克，地龙2条，苦桔梗、生甘草各6克。水煎服，每日1剂，分3次服。

4. 柴胡、地龙各6克，龙胆草9克，海藻、地骨皮、象贝、炒白术、昆布各12克，生牡蛎、夏枯草各24克，鹿衔草、凤尾草各15克。水煎服，每日1剂，分3次服。

【食疗药膳】

橄榄罗汉果汤：橄榄30克，罗汉果1个。将二物置于锅中，加清水适量煮沸，频饮。清热解毒，利咽化痰。

【健康提醒】

1. 保持稳定的情绪，减轻或消除恐惧感。

2. 保证营养，摄取蔬菜或肉、蛋以新鲜者为好；避免食用腌鱼、腌肉及辛辣刺激食物。

3. 放、化疗后出现恶心、呕吐、腹泻等消化道症状，应多吃些煮、炖、蒸等易消化的食物，少吃油煎食物。进食可采取少食多餐的方法。

4. 若有口、鼻出血、头痛情况应及时对症处理。注意口腔卫生。

5. 及时治愈鼻部炎症和其他良性病症。

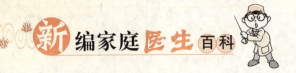

6. 注意个人卫生，防止病毒感染。

7. 戒烟、不酗酒。

8. 经常食用有防癌、抗癌作用的食品，如胡萝卜、大枣、芦笋、蘑菇、南瓜、豌豆、豆芽菜等。

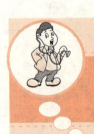

食管癌

食管癌是原发于食管的癌瘤，包括鳞癌、腺癌、未分化小细胞癌、癌肉瘤。主要表现为进行性咽下困难，先是难咽干的食物，继而是半流质食物，最后水和唾液也不能咽下。致病原因与亚硝胺、霉菌、某些维生素及微量元素的缺乏、遗传、热饮热食等不良饮食习惯密切相关。男多于女，发病年龄一般在40岁以上，多见于55～74岁的老人。

中医属"噎膈"范畴。

【症状表现】

早期一般无明显症状，可有间歇性的进食时胸骨后不适、摩擦感、微痛或异物感，咽喉部干燥与紧缩感；中晚期则表现为进行性吞咽困难，甚至滴水难进，并可逐渐出现侵犯邻近器官或癌转移的表现，如声嘶、气急、呕血或黑便、肝肿大、黄疸、腹水等；终末期贫血、脱水、恶液质十分常见。

肿瘤科疾病

【中医治疗】

1. 黄芪、代赭石（先煎）、威灵仙各30克，当归、白芍、急性子、桂枝、陈皮、生熟地各10克，半夏、旋覆花（包）各10克，党参20克。水煎服。益气养血，温阳开结。适用于气虚阳微型食管癌，症见饮食不下、吐清涎泡沫、形体消瘦、气短乏力、面色白光白、形寒肢冷、面足水肿等。

2. 生地、麦冬、天花粉、玄参、银柴胡、知母各15克，山豆根、金银花、徐长卿、丹参各10克。煎后加梨汁、藕汁各10毫升，姜汁3毫升，韭菜汁5毫升，顿服。清热解毒，滋阴润燥。适用于热毒伤阴型食管癌，症见吞咽困难、咽干痛、形体消瘦、胸背灼痛、烦热盗汗、大便干涩等。

3. 代赭石、全栝楼各20克，当归、醋柴胡、旋覆花（包）、半夏、沉香、红花、急性子、白术、白芍、茯苓、郁金、苏梗、木香各10克。水煎服。疏肝解郁，化痰散结。适用于痰气互阻型食管癌，症见吞咽不畅、有异物感、嗳气不舒、胸膈痞闷、胸胁胀痛等。

4. 全栝楼30克，威灵仙、清半夏、草河车各15克，急性子、木鳖子、胆南星、桃仁、山豆根、郁金各10克。水煎服。活血散瘀，化痰解毒。适用于血瘀痰滞型食管癌，症见食不能下、食入即吐，甚则滴水不进、吐物如豆汁、黏涎较多、胸膈疼痛、肌肤甲错、大便燥结、形体瘦削等。

【食疗药膳】

韭菜牛奶：韭菜500克，牛奶250克，白糖30克。将韭菜绞汁，与牛奶混合均匀。将混合液倒入锅内，置中火上烧沸，加入白糖即成。每日1次，早晨饮用。养胃，消肿，止呕。适用于食道癌。

【健康提醒】

1. 改变快食、热食、嗜食酸菜及腌腊制品等不良饮食习惯。忌食硬、脆、油炸食品。

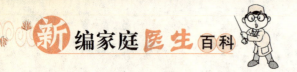

2. 术后饮食以流食、半流食为主，避免任何刺激性饮食摄入，防止吻合口感染和损伤。

3. 放疗时应选用营养丰富，容易下咽的食品，如牛奶、蛋糕、山药粉、新鲜蔬菜或水果汁、香菜、苦瓜、油菜、木耳、紫菜等。

4. 注意保持心情舒畅。

5. 放疗时保持放射区皮肤干燥，勿搔抓。

6. 一般应3个月复查1次，情况良好者可半年复查1次。

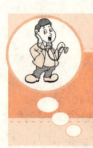

乳腺癌

乳腺癌是发生于乳腺导管及小叶上皮的恶性肿瘤，分为浸润性癌和非浸润性癌。致病原因与癌症家族史、月经初潮早及初产年龄晚、肥胖、精神创伤等因素有关。多发于45～50岁的女性。

中医称为"乳岩"。

【症状表现】

1. 乳房外上象限的无痛性肿块为本病常见症状。乳腺皮肤呈"橘皮样"改变，乳头凹陷或抬高，双乳不对称，可伴乳头溢液，多为血性。炎性乳腺癌常表现为弥漫性的乳房红、肿、硬、痛。派杰氏病则以乳头或乳晕的湿疹样改变、结痂、溃烂为主要表现。

肿瘤科疾病

2. 癌转移早而常见，可触及锁骨上下及腋下淋巴结肿大。肺、骨、肝、软组织、脑等器官也可表现出相应的转移症状。

【中医治疗】

1. 猫爪草、蒲公英、生黄芪、全栝楼各30克，芙蓉叶、茜草根各20克，山慈姑、野菊花、紫花地丁、草河车、半边莲各15克，当归、生地、生山药、刘寄奴各10克。水煎服。解毒化瘀，扶正祛邪。适用于毒热症虚型乳腺癌，症见肿块迅速增大、疼痛、溃破渗流血水或黄水、味奇臭，消瘦乏力，发热口干，心烦便秘等。

2. 香附、郁金、川芎、仙茅、仙灵脾、女贞子、枸杞子各10克，生熟地、海藻、栝楼、枳壳、白芍、山慈姑、生山药各15克。水煎服。调和冲任，滋补肝肾。适用冲任失调型乳腺癌，症见月经紊乱，经前乳房胀痛，经后痛减，大龄未婚，或婚后未生育或生育过多或多次流产，五心烦热目涩口干，头晕耳鸣等。

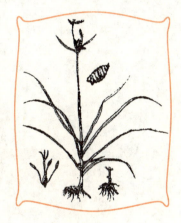

香附

3. 柴胡、青皮、郁金、橘核、当归、白芍、白术、茯苓各10克，山慈姑、夏枯草各15克，全栝楼30克。水煎服。疏肝理气，解郁化痰。适用于肝郁气滞型乳腺癌，症见情志不畅、精神抑郁、胸闷胁胀、心烦易怒、经前乳房胀痛等。

【食疗药膳】

金橘绿茶饮：金橘15克，绿茶10克，将金橘用刀背或木板打扁成饼，与绿茶同置杯中，用沸水冲泡，待10分钟后即可饮用。理气止痛、消散肿核。适用于乳腺癌。

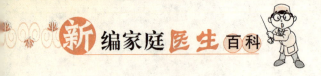

【健康提醒】

1. 避免不必要的胸部 X 线照射，避免高龄婚育，尽量哺乳喂养，更年期忌用雌激素。

2. 发现胸部、乳房、腋窝或锁骨上下的包块要及时到医院检查。

3. 忌生气恼怒，注意心理保健。

4. 青春期前节制脂肪及动物蛋白等高能量饮食的摄入，控制体重。

5. 忌烟酒，可常食白菜、海鱼、新鲜蔬菜、水果、菌类及豆类食品。

6. 术后 6～12 个月复查 1 次，有可疑复发迹象者，随时复查。

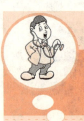

肺 癌

肺癌是起源于支气管、细支气管、肺泡等处上皮以及支气管黏液腺的恶性上皮性肿瘤。占男性常见肿瘤的首位，发病年龄多在 40 岁以上，与吸烟，空气污染，石棉、砷等环境和职业致癌因素有关。常分为两型：小细胞癌和非小细胞癌。

中医属于"息贲"、"咳嗽"、"肺积"、"劳嗽"、"喘息"等范畴。

【症状表现】

1. 咳嗽、咯血或血痰、胸痛、胸闷气短、发热为肺癌晚期典型症状。

肿瘤科疾病

2. 癌肿本身或远处转移引起相应的压迫症状。如压迫喉返神经，则声音嘶哑；压迫上腔静脉，可发生颈部水肿、前胸部瘀血、静脉曲张、呼吸困难；压迫颈交感神经，可出现同侧瞳孔缩小、上眼睑下垂、额部汗少；压迫臂丛神经，引起同侧肩关节、上肢内侧剧烈疼痛和感觉异常。癌细胞常转移到锁骨上淋巴结、脑、骨、肝等部位，表现为淋巴结肿大、肢体抽动、行走不利等中枢神经系统支配功能障碍、骨骼疼痛及肝功能异常。

3. 肺外表现如皮肌炎、黑棘皮病、杵状指（趾）、男性乳房发育、柯兴氏综合征等多因癌细胞产生的特殊激素、抗原和酶所致。

【中医治疗】

1. 石见穿、半枝莲、全栝楼各30克，茜草根、铁树叶、仙鹤草各20克，枳壳、桔梗、桃仁、紫草、干蟾、杏仁、延胡索、乌药各10克。水煎服。理气化滞，活血解毒。适用气血瘀滞型肺癌，症见咳嗽不畅、痰血暗红、气急胸痛、便秘、口干唇暗等。

2. 半枝莲、薏米、龙葵各30克，全瓜蒌、郁金各20克，党参、菖蒲各15克，白术、茯苓、陈皮、清半夏、制南星、前胡、杏仁、猪牙皂各10克。水煎服。健脾化痰，解毒清肺。适用于痰湿蕴肺型肺癌，症见痰多咳重、神疲乏力、胸痛发憋、腹胀便溏水肿等。

3. 沙参、白花蛇舌草、鱼腥草、全栝楼、半枝莲各30克，鳖甲（先煎）、地骨皮、秦艽、前胡、贝母、生地各10克。水煎服。清热养阴，解毒散结。适用于阴虚内热型肺癌，症见干咳无痰或痰少而黏、痰中带血、低热盗汗、咽干声哑、气短胸闷、心烦等。

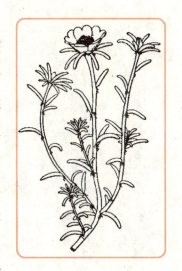

半枝莲

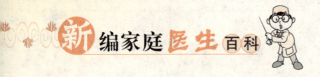

4. 生黄芪、太子参、山海螺各30克，白术、云苓、补骨脂、仙茅、山萸肉、五味子、蜂房、僵蚕、生晒参各10克，冬虫夏草3克。水煎服。温补脾肾，敛肺散结。适用于肺脾肾虚型肺癌，症见咳嗽气短、咳痰无力、胸闷腹胀、面色㿠白、腰膝酸疼、身倦乏力、肢凉畏寒、自汗便溏等。

【食疗药膳】

白果枣粥：白果20克，红枣20枚，糯米50克。将白果、红枣、糯米共同煮粥即可。早晚空腹温服。解毒消肿。

【健康提醒】

1. 戒烟酒，忌悲伤忧虑，保持心理平衡。

2. 少吃葱、蒜、芥末、花椒、大料等辛温刺激性食品。

3. 保持房间整洁通风，预防感冒。

4. 发热期间多饮水，体温过高可用酒精擦浴、头置冰袋或冷毛巾湿敷额头等物理降温法，药物以消炎痛栓30～50毫克塞肛，或口服萘普生0.25克，每日2～3次。

5. 术后饮食以补气养血、增强营养为主，可常食杏仁霜、山药粉、鲜白菜、萝卜、冬瓜、白梨、莲藕等食品。

6. 放疗期饮食清淡可口，以滋阴养血，润肺清热为主，尽量食用汁液多的新鲜蔬菜水果，如菠菜、荸荠、银耳、鲜鲤鱼、香菇、银杏、梨等。

7. 化疗期间忌油腻、过咸饮食，以大补气血为主。

8. 3～6个月复查1次。发现固定部位头疼、骨疼应及时去医院检查。

肿瘤科疾病

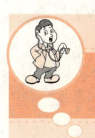

胃 癌

胃癌是发生于胃黏膜上皮的恶性肿瘤。主要与饮食因素、遗传以及一些易恶变的癌前期疾患如慢性萎缩性胃炎、胃黏膜上皮异型增生、肠上皮化生、残胃及胃息肉有关。男性发病高于女性，可发生于任何年龄。

中医属"噎膈"、"胃反"、"胃脘痛"、"积聚"等范畴。

【症状表现】

1. 早期症状不明显，可有上腹部饱胀不适、泛酸、嗳气、食欲不振等类似胃炎表现。

2. 体检，中上腹压痛、饱满、紧张感或触及包块，锁骨上窝淋巴结肿大，肛诊触及肿块。

3. 晚期常表现为消瘦乏力、发热、贫血、恶心呕吐甚至呕血、黑便，可合并腹水、肝肿大等腹腔内扩散转移表现，甚至发生梗阻、出血、穿孔等急症。

4. 中年以上有持续食欲不振、消化不良、上腹不适等消化道症状者。

【中医治疗】

1. 党参、黄芪各30克，白术、茯苓、当归各15克，菟丝子、枸杞子各12克，川芎、白芍、枳壳、熟地各10克，肉桂6克。水煎服。补气养血。适用气血两虚型胃癌，症见面色无华、唇甲色淡、自汗盗汗、低热、纳呆食少、

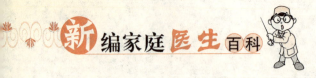

胃脘疼痛、全身乏力、动则气短、形体消瘦等。

2. 藤梨根、白花蛇舌草各30克，太子参、生石膏各18克，天花粉15克，麦冬、南沙参、北沙参、玉竹各12克，陈皮、半夏、淡竹叶、知母各9克。水煎服。清热养阴。适用于胃热伤阴型胃癌，症见胃脘嘈杂、灼热、食后脘痛、口干欲饮、五心烦热、食欲不振、大便燥结等。

3. 藤利根、生代赭石（先下）各30克，白芍、云茯苓、元胡、竹茹、白英各12克，当归、白术、郁金、川楝子、内金各9克，柴胡、甘草各6克。水煎服。舒肝和胃，降逆止痛。适用于肝胃不和型胃癌，症见胃脘胀满、隐痛、窜及两胁、呃逆呕吐等。

4. 白屈菜、藤梨根各30克，仙鹤草20克，当归、川芎、桃仁、生地、枳壳、川牛膝、五灵脂、生蒲黄、干蟾皮、赤芍、红花各12克。水煎服。解毒祛瘀，活血止痛。适用瘀毒内阻型胃癌，症见胃脘刺痛、心下痞硬、呕血便血、肌肤甲错、腹满不欲食、呕吐宿食或如豆汁样等。

【食疗药膳】

蔗姜饮：甘蔗、生姜各适量。取甘蔗压汁半杯，生姜压汁1匙，将二者和匀共炖即成。每周2次。和中健胃。适用于胃癌初期。

【健康提醒】

1. 术后饮食宜高营养，少刺激，少食多餐。

2. 忌油炸、熏烤及霉变腐烂食品，忌食母猪肉、老窝瓜、白酒、辣椒；忌进食过饱、过凉、过热、过硬。

3. 保持心情舒畅，术后可选静功、八段锦、太极拳等锻炼。

4. 有呕血、黑便应速去医院。术后每3~6个月复查1次。3年后，半年到1年复查1次。

肿瘤科疾病

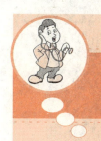

肝癌

肝癌是指发生于肝脏的恶性肿瘤，包括原发性肝癌和转移性肝癌两种，人们常说的肝癌多指原发性肝癌。原发性肝癌是发生于肝细胞和胆管细胞的恶性肿瘤。它起病隐匿，病程短，从出现临床症状到死亡一般为4～6个月，多发于40～50岁的男性。致病原因与病毒性肝炎、肝硬化、黄曲霉素污染、饮水污染等关系密切。依据形态可分为3型：巨块型、结节型、弥漫型。

中医属"肝积"、"癥瘕"、"积聚"、"臌胀"、"黄疸"等范畴。

【症状表现】

早期症状不典型，可有短期食欲减退、腹胀、乏力，半数可有轻度肝肿大；中晚期肝癌多有肝区疼痛，上腹包块、食欲不振、发热；末期常表现为黄疸、腹水、出血、消瘦或肺、骨、脑等远处转移的相应症状、体征。

【中医治疗】

1. 茵陈（后下）、猪苓、石见穿、车前草各30克，大腹皮、汉防己、茯苓各20克，栀子、大黄、虎杖、桃仁、黄芩、黄莲、神曲各10克。水煎服。清利湿热，化瘀散结。适用于肝胆湿热型肝癌，症见上腹肿块、脘腹胀满、目肤黄染、腹大如鼓、心烦口苦、恶心食少、便结尿黄等。

2. 白芍、党参各15克，醋柴胡、当归、香附、川芎、郁金、枳壳、白术、茯苓、焦三仙各10克。水煎服。舒肝健脾，理气开胃。适用于肝郁脾虚型肝癌，症见胸胁闷痛、胁下痞块、食欲不振、恶心嗳气、乏力便溏等。

3. 熟地、白芍各20克，桃仁、红花、川芎、三棱、莪术、八月札、郁金、当归、元胡、乌药各10克。水煎服。活血化瘀，软坚散结。适用于气滞血瘀型肝癌，症见胸胁胀痛，胁下结块，痛处固定不移、入夜甚等。

4. 青蒿（后下）、白花蛇舌草各30克，知母、黄柏、茯苓、生地、桃仁各15克，丹皮、泽泻、山萸肉各12克。水煎服。滋阴清热，扶正抗癌。适用于阴虚内热型肝癌，症见胸胁胀痛、消瘦乏力、低热盗汗、五心烦热、肌肤晦暗、便干尿少等。

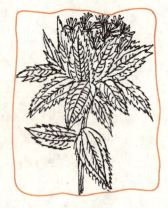

红花

【食疗药膳】

薄荷红糖饮：薄荷15克，红糖60克。将薄荷煎汤后加红糖调味即成。可代茶饮。此药膳清热、利湿、退黄。适用于肝癌患者。

【健康提醒】

1. 肝癌术后及放、化疗期间的饮食调理同胃癌。禁用一切剧毒药物。

2. 可选站桩或练太极拳。术后不宜练功过早和活动量过大。腹水过多及肝包膜和癌结节有破裂可能者，不宜练动功。避免腹压过大和忧郁愤怒。

3. 如有腹部剧痛、呕血、便血时，应速送医院抢救。术后宜3月复查1次，一般病人每月复查1次。

肿瘤科疾病

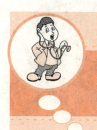

肾癌

　　肾癌是起源于肾实质泌尿小管上皮系统的恶性肿瘤,全称为肾细胞癌,又称肾腺癌,简称为肾癌。致病原因与免疫力下降、肾囊肿、吸烟及长期服用止痛解热药等有关。多发于中老年人,40～70岁发病率约占75%以上,男性多于女性。

【症状表现】

1. 血尿:多呈无痛性、间歇性全血尿。
2. 疼痛:腰部、背部、肾区或上腹部呈现钝痛,腰部有叩击痛。
3. 包块:腰部或上腹部触到或见到肿块。
4. 全身症状:晚期肾癌可出现贫血、消瘦、发热及恶病质等。

【中医治疗】

1. 三七粉6克(吞服),阿胶、小蓟各12克,山萸肉5克,生地、山药、茯苓、半枝莲、白花蛇舌草各30克。水煎,每日1剂,分3次服。主治肾阴虚型肾癌。

2. 白英、龙葵、蛇莓、半枝莲、仙鹤草、大蓟、小蓟各30克,瞿麦20克,黄柏15克,延胡索、竹茹、竹叶各10克,土茯苓24克。

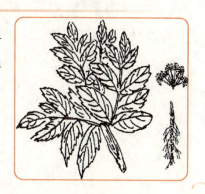

小蓟

水煎，每日1剂，分3次服。主治肾盂癌中、晚期患者或手术后复发者。

3. 薏米60克，汉防己12克，八月扎20克，石上柏15克，猪苓、夏枯草、石见穿各30克。水煎，每日1剂，分3次服。主治肾癌术后久不愈合。

4. 肉桂、三七粉（吞服）各6克，人参10克，熟地、山萸肉各15克，制附片（先煎）、山药、茯苓、淫羊藿、丹参、半枝莲、白花蛇舌草各30克。水煎，每日1剂，分3次服。主治肾阳虚衰型肾癌。

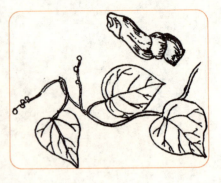

汉防己

【食疗药膳】

燕窝炖洋参：燕窝6克，西洋参9克。燕窝用温水泡后去燕毛，西洋参切片，加清水适量，隔水炖12个小时后服用。适用于肾癌放疗期间食用。

【健康提醒】

1. 戒烟，不酗酒。
2. 慎用解热剂，如非那西汀等药物。
3. 患有肾囊肿等肾脏疾病应积极治疗。
4. 经常参加体育锻炼，平衡饮食，增加营养，保持心情愉快，增加机体免疫力。
5. 注意术后的反应，如出血、疼痛、腹胀等，要对症处理。
6. 饮食以易消化富于营养的食物及具有防癌抗癌作用的食物为主。

肿瘤科疾病

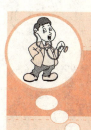

大肠癌

大肠癌是常见的癌症之一，多发生于肠黏膜上皮，以腺癌为主，包括结肠癌、直肠癌和肛门癌。病理分型有三种：肿块型、溃疡型、浸润型。发病率从高到低依次为直肠、乙状结肠、盲肠、升结肠、降结肠及横结肠，近年有向近端（右半结肠）发展的趋势。致病原因与生活方式、遗传、大肠腺瘤等关系密切。大肠腺瘤及其上皮增生是其重要的癌前病变。发病年龄趋老年化，男女之比为1.65∶1。

【症状表现】

1. 早期无明显症状，大便规律及性状改变为晚期大肠癌的典型表现，如大便变细、排血黏液便、柏油样便或便血，腹痛、便秘与腹泻相交替，可伴贫血、消瘦、乏力、发热等全身症状。

2. 右结肠癌以包块、贫血及全身中毒症状为主；左结肠癌以肠梗阻为主；直肠癌以大便变形、黏液血便为主，肛门指检常可触及肿块；肛门癌以便血、排便疼痛加剧为主。

【中医治疗】

1. 败酱草、半枝莲、藤梨根、薏米各30克，归尾、栀子、赤芍、生地、红花、红藤各15克。水煎服。活血化瘀，清热解毒。适用于瘀毒型大肠癌，症见腹痛如针刺、便下紫脓血、烦热口渴、里急后重等。

2. 生薏米、白屈菜、黄芪、桑寄生、白头翁、翻白草、白英各20克，秦皮、鬼箭羽各15克，紫河车、仙灵脾各10克，制附片6克。水煎服。健脾益肾，解毒化湿。适用于脾肾两虚、湿毒泛滥型大肠癌，症见腹坠痛，二便频数，肛门灼痛，便脓血，味恶臭，有时脱肛，形体羸瘦，发热、乏力，腰酸腿软，腹胀水肿等。

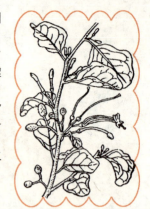

桑寄生

3. 败酱草、马齿苋、藤梨根、土茯苓各30克，黄柏、白头翁各20克，槐花、炒地榆、薏米各15克，苦参、荔枝核、川楝子、木香、厚朴各10克。水煎服。清热解毒，祛湿攻积。适用于湿热蕴毒型大肠癌，症见小腹阵痛、下痢赤白、里急后重、胸闷烦渴、恶心纳呆等。

【食疗药膳】

山楂田七粥：山楂20克，田七5克（研粉），粳米60克，蜂蜜1匙。加清水适量，煮粥服用，每日2次。适用于热毒壅盛型大肠癌。

【健康提醒】

1. 手术后初期绝对禁食牛奶及含纤维素丰富食品、油炸食物、冰类饮食等。

2. 放、化疗期间可配合清热解毒、生津润燥、健脾和胃中药以减轻和预防放化疗副反应及并发症。

3. 术后宜半年到1年复查1次。如出现腹痛或腹部包块，大量便血时，要请医生处理。

肿瘤科疾病

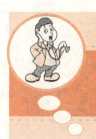

膀胱癌

　　膀胱癌是指发生在膀胱黏膜上的恶性肿瘤，也是泌尿系统最常见的恶性肿瘤。病理类型包括膀胱尿路上皮癌、膀胱鳞状细胞癌、膀胱腺癌，其他罕见的还有膀胱透明细胞癌、膀胱小细胞癌、膀胱类癌。其中最常见的是膀胱尿路上皮癌，约占膀胱癌患者总数的90%以上，通常所说的膀胱癌就是指膀胱尿路上皮癌。致病原因与一些化学致癌物质，尤其是芳香类氨染料、内原性色氨酸代谢异常及吸烟、摄入蛋白质过量、寄生虫、慢性炎症、病毒等因素有关。可于任何年龄发病，甚至于儿童。其发病率随年龄增长而增加，高发于50～70岁之间，男性多于女性，男女之比为4∶1。

【症状表现】

　　1. 血尿：无痛性和间歇性血尿是膀胱癌的主要症状。临床上出现血尿者在90%以上，早期出现血尿者占60%。

　　2. 尿频尿急：为膀胱癌的主要症状之一，出现此症的约占70%，约15%的人群早期出现过这些症状。

　　3. 排尿困难：癌肿位于膀胱颈、尿道内口处时，可导致尿道梗塞，出现排尿困难。严重时可出现急性尿潴留。

　　4. 其他：还可出现腹部肿块、腰骶部或会阴部疼痛及贫血等症。

【中医治疗】

1. 昆布、海藻、僵蚕各15克,生牡蛎60克,土木鳖5克,炮甲片10克,山慈姑12克,半枝莲30克。水煎,每日1剂,分3次服。主治各期膀胱癌。

2. 龙葵、白英、白花蛇舌草、土茯苓各30克,蛇莓15克,海金砂、灯心草、威灵仙各9克。水煎,每日1剂,分3次服。主治各期膀胱癌。

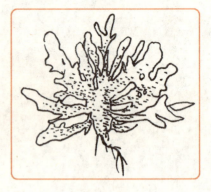

昆布

3. 猪苓、茯苓、白术、生黄芪各15克,泽泻、海金砂、海藻各18克,桂枝10克,生地榆、生薏米、白花蛇舌草各30克。水煎,每日1剂,分3次服。主治晚期膀胱癌。

4. 地榆炭100克,食醋500毫升,煎至300毫升。每日1剂,分多次服完。

【食疗药膳】

葡萄莲藕饮:鲜葡萄300克,莲藕200克,鲜生地100克,蜂蜜适量。将3种材料分别榨汁,混合放入瓦罐中煮沸,调入适量蜂蜜温服。适用于膀胱癌血尿及尿痛。

【健康提醒】

1. 戒烟、限酒。不吃含糖精的食物。
2. 平衡饮食,不要摄入过多蛋白质。
3. 经常食用具有防癌抗癌作用的食物。
4. 积极治疗膀胱慢性炎症。

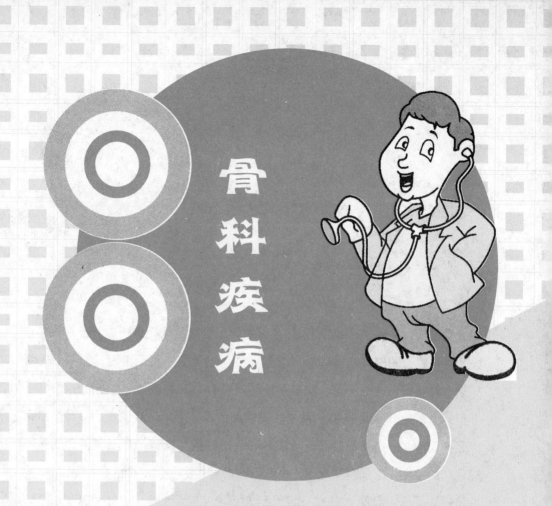
骨科疾病

颈椎病

颈椎病,又称"颈椎综合征",是由于颈椎增生从而直接或间接刺激或压迫颈神经根、颈部脊髓椎动脉或交感神经所出现的一系列综合征。可分神经根型、脊髓型、椎动脉型、交感神经型及混合型五种类型,以神经根型和混合型最为常见。多发于40~60岁,发病部位以第4、5、6颈椎为多见。致病原因有2种:一是外部原因,也即各种急慢性损伤造成颈椎及其周围组织不同程度的损伤;二是内部原因,也即颈椎本身的退变,颈椎的椎间盘从30岁开始退变,椎间盘脱水纤维化,厚度变小,椎间隙变窄,脊柱稳定性下降,从而使颈椎增生,压迫和刺激血管和神经而产生症状。

【症状表现】

早期出现颈项及肩背部疼痛,疼痛可自行缓解,颈部旋转时可听到弹响声。后期出现颈部发僵、颈后伸受限,并常伴有疼痛,以及向肩臂部放射痛或麻感。随着病变受累的部位及退变进展程度的不同,常表现出不同症状体征。

1. 椎动脉型颈椎病

(1)头晕头痛、眼花、耳鸣、记忆力减退、睡眠障碍、视物不清或复视。

(2)每次发病均因头转向到某一位置时引发,出现眩晕、恶心呕吐,严重者可有猝倒、四肢无力等,但神智清楚。

（3）患者头部后仰并转动头部时，可出现头昏、头晕，眼部闪光，甚则恶心等症。改变头部位置，症状可缓解或消失。

2. 神经根型颈椎病

（1）颈项疼痛，伴向枕部或肩及上肢、手部放射，有麻木感或皮肤感觉异常，肌力减弱。病变在第3、4颈椎：颈部、枕部疼痛，有麻木感。病变在第4、5颈椎：颈根疼痛，并向肩顶、上臂外侧及前臂桡侧至腕部有放射痛及麻木感。病变在第5、6颈椎：颈根、背部疼痛，向上臂外侧、前臂桡侧、拇指食指部位有放射痛及麻木感，肱二头肌肌力减弱。病变在第6、7颈椎：颈背部疼痛，并向上臂及前臂后侧中央，食指、中指部位有放射痛及麻木感。肩胛骨内侧缘中部压痛。肱三头肌肌力减弱。病变在第7颈椎与胸1颈椎：疼痛及麻木沿上臂内侧、前臂尺侧、无名指、小指放射，肩胛内缘下压痛。

（2）棘突及椎旁压痛，并有向其神经分布区域放射痛或麻木感。

（3）病期较短者，病变部位神经支配的区域，皮肤感觉过敏（自觉过凉或发热）。病程过久者，则出现皮肤感觉减退。

3. 交感神经型颈椎病

（1）头痛或偏头痛，头晕头沉，视物模糊，睁眼无力，半身酸麻，肢体发凉或有刺痒感，或肢体灼痛，肢端发红、发热、疼痛，多汗，也可见半侧肢体多汗。

（2）部分患者可有心动过速或心动过缓，或心律紊乱，血压偏低，耳鸣，耳聋，舌麻。

（3）部分患者可见嗳气，胃肠蠕动增强。

4. 脊髓型颈椎病

（1）以肢体麻木及运动障碍为特征。可出现下肢沉重、步态不稳、尿频、排便无力等，症状时好时坏，或双手握力下降，有时有束带感，或手套状麻木。

（2）病情发展，逐渐到手持物不稳、行走无力、易跌倒、步跨不开、四

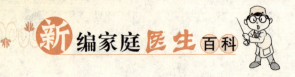

肢发抖、震颤等。

（3）逐渐出现瘫痪，可表现为偏瘫、交叉瘫、三肢或四肢瘫、双下肢瘫等。

（4）闭目行走共济失调，瘫痪肢体怕冷水肿。

【中医治疗】

1. 当归、葛根各20克，鸡血藤30克，川牛膝18克，地龙、威灵仙各12克，川芎、桃仁、红花各10克，全蝎8克，桂枝6克，赤芍5克。水煎服，每日1剂。30日为1个疗程。活血通络，除痹止痛，主治颈椎病。

2. 葛根24克，中筋草、白芍、丹参各15克，秦艽、灵仙、桑枝、鸡血藤各12克。水煎服，每日1剂，早晚2次温服。药渣用布包煎汤，早晚用毛巾沾药热敷颈部及肩部肌肉，每次20分钟，10日为1个疗程。祛风散寒除湿、舒筋活血、强筋壮骨。主治各型颈椎病。

3. 颈枕治疗：做10～12厘米直径、20～30厘米长的圆枕，圆枕要有适当的硬度。取硬板床，仰卧位，将圆枕置于颈中心部位，头自然下垂，全身放松，每次10～30分钟，每日2～3次。

4. 牵引治疗：坐位或仰卧位，牵引重量因人而异，开始宜取小量牵引力，适应后再加量，但加量不宜过大，以防引发第1、2颈椎脱位。每次10～30分钟，每日3～6次。

【食疗药膳】

莲党杞子粥：莲子、党参、粳米各50克，枸杞子15克，冰糖适量。莲子用温水浸泡，去皮，粳米、党参、枸杞子用水洗净，全部原料放入锅中，加水适量，熬成粥，加冰糖即可。益气养血，适用于年老体弱的颈椎病患者。

骨科疾病

【健康提醒】

1. 坚持每日作颈部功能锻炼。

2. 伏案工作的时间不宜过久,每隔1~2小时活动活动颈部,定期做一些颈部的后伸动作。

3. 睡枕不宜过高。

4. 纠正头部的不良姿势。行走时,应抬头挺胸,双眼平视前方,不要总是低头走路。看书、读报时也尽量不要采取低头姿势,避免长时间的低头工作。

5. 工作之余,做一些颈部肌肉的按摩,或应用小型按摩器按摩,以增强颈部肌肉的血液循环,消除肌肉的疲劳状态。

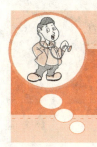

肩周炎

肩周炎,是以肩关节疼痛和活动不便为主要症状的常见病症。50左右的人好发此病,因此又称五十肩。女性发病率略高于男性,且多见于体力劳动者。发病原因是因人到中年后,肾气不足,气血渐亏,加之早期劳累,肩部外露受凉,寒凝筋膜,机体新陈代谢功能减弱,各种组织出现退化性变化,肩关节功能性活动减弱等阶段。

中医称为"漏肩风"、"冻结肩"、"五十肩"等。

【症状表现】

1. 起病缓慢，常无明显损伤史，主要症状是肩部疼痛，多为酸痛或钝痛，疼痛剧烈者，晚间不能安眠，肩部突然活动时疼痛尤甚。疼痛数月后可加重，并向上臂外侧及前臂放散。

2. 肩关节活动受限，以外展外旋为明显，患者穿衣、梳头都有困难。

3. 肩部肌肉萎缩，以三角肌为明显，并有广泛性压痛，以肩峰下、肱二头肌腱沟等处压痛明显。

【中医治疗】

1. 独活、防风、川芎、牛膝各6克，桑寄生18克，秦艽、杜仲、当归、茯苓、党参各12克，熟地黄15克，白芍10克，细辛、甘草各3克，肉桂2克。水煎服，余可复煎外洗患处。

2. 生山楂50克，桑葚50克，桑枝25克，乌梅25克，白芍20克，伸筋草20克，醋制延胡索20克，姜黄15克，桂枝15克，威灵仙15克，醋制香附15克，甘草10克。水煎温服，每3日2剂，1个月为1个疗程。舒筋通络，祛瘀行痹止痛，滑利关节。主治肩周炎。服药期间除配合练功外停用其他药物或疗法。

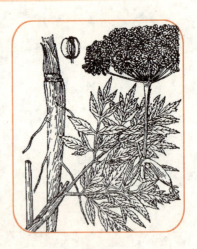

独活

3. 按摩：取坐位，患肢放平，局部擦以药酒进行推、擦手法，再擦滑石粉进行推、滚、揉等手法数十下。

骨科疾病

【食疗药膳】

当归血藤鸡蛋汤：全当归、鸡血藤各15克，木香、陈皮、赤芍各10克，桑枝20克，鸡蛋1个。将鸡蛋与诸药（布包）同煮，待蛋熟后去壳，再煮10分钟，弃药包，吃蛋喝汤。每日3次，每次1个。补益气血，滋养肝肾。

【健康提醒】

1. 肩周炎的治疗应贯彻动静结合的原则。急性期宜限制肩关节活动，用吊带保证肩的充分静止；肿痛消退的后期则应配用"动"的治疗。

2. 功能锻炼是本病恢复功能的关键，因此要持之以恒，每天坚持肩关节前后摆动，回旋运动、爬墙、内收、外展、拉滑车等活动，忌被动活动。

3. 合理运动肩关节，忌局部固定时间过长。

4. 积极预防和治疗肩外病，如颈椎病或颈椎间盘突出症。

5. 受凉常是肩周炎的诱发因素，因此，为了预防肩周炎，应重视保暖防寒，勿使肩部受凉。一旦着凉也要及时治疗，切忌拖延不治。

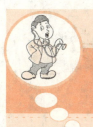

腰椎间盘突出症

腰椎间盘突出症是青壮年好发的表现以腰腿痛为主症的病症，尤其是体力劳动者较多见。由于持续及强度较大的体力劳动，体位需要随时变换，腰背部肌肉较长时间处于紧张状态，椎间盘受到挤压、牵拉及扭转的机会较多，容易引起脊椎内外的平衡失调，造成纤维环破裂、髓核突出，形成神经根、马尾或脊髓的压迫症状。由于人体下腰部的活动最多，负重量也最大，所以临床中以腰4~5、腰5~骶1间隙突出的发病率最高。

【症状表现】

1. 腰腿痛，疼痛可随步行、弯腰、伸腰、坐起及咳嗽、喷嚏等加剧；严重者，影响坐卧翻身、站立，甚则出现步态跛行。疼痛的出现，可以呈持续状，也可以呈间歇状。

2. 腰腿痛多呈单侧状（侧偏型），也可呈双侧或马鞍区（中央型），或是两侧交替发作。但腿痛呈逐渐向下行放射状。一般先由臀部开始，再向大腿后侧、小腿外侧至足（足踝，足外侧至小趾、足背及拇趾等）。疼痛多表现为胀痛、刺痛、麻痛，病久则可出现放射疼痛区域的感觉麻木，如小腿外侧、足背小趾、足掌、大趾等。

3. 腰部活动功能受限，尤以后伸动作明显，部分病人前屈活动亦受影响，表现为前后伸和左右侧弯不对称。

【中医治疗】

1. 桑寄生、鸡血藤、黄芪、青风藤各20克，独活、党参、川断、菟丝子、桂枝、仙茅、仙灵脾、狗脊、黑芝麻各12克，白芍、甘草各10克。水煎服，每日1剂。益肝肾，祛风湿，壮筋骨，除痹痛。主治腰椎间盘突出症。

2. 寄生、川牛膝各20克，威灵仙、川断、赤芍各15克，独活、秦艽、防己、五加皮、川芎、川草乌各10克，细辛3克。水煎服，每日

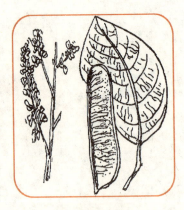

鸡血藤

骨科疾病

1剂。1个月为1个疗程，一般服用1~2个疗程。补肾养肝，祛风除湿，温经通络。主治腰椎间盘突出症，证属肝肾亏虚，风寒湿痹。

3. 牵引治疗。最好采用仰卧式骨盆持续牵引法，牵引重量10~15千克。足跟部的床角应垫高15°左右。腰部可加垫用纸裹成的硬卷，直径约10厘米。开始加腰垫时，患者会感觉疼痛加重。此时垫的时间不宜太久，撤掉休息后可继续垫，待疼痛不明显后再延长加垫的时间。

【食疗药膳】

枸杞子杜仲炒腰花：枸杞子10克，杜仲20克，猪腰250克。将杜仲切丝，与枸杞子一并放入锅中，加水煎煮30分钟后取浓汁100毫升。将浓汁与炸好的腰花倒入锅中翻炒。常食可补肾气，强腰膝，壮筋骨。

【健康提醒】

1. 非急性期可加强腰部功能锻炼，多做腰肌背伸练习。

2. 重症患者，急性期过后3~6个月内避免参加重体力劳动或激烈的体育运动。

3. 平日配合理疗、按摩，增加局部血液循环，可有效地降低腰椎间盘突出症的急性发作。

4. 腰椎间盘突出症多在扭伤、劳损或着凉后发生，在日常生活中，要避免突然的毫无准备的动作。在弯腰劳动时，尽量用屈髋、屈膝代替猛烈弯腰。

5. 冬季注意腰部保暖，以防诱发腰椎间盘突出症。

类风湿性关节炎

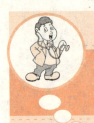

类风湿性关节炎是一种常见的能引起关节严重畸形的慢性全身性结缔组织的疾病。主要病变为关节及其周围组织的发炎、萎缩，并引起关节畸形和强硬固定。目前认为和自身免疫有关，病变的发生是由于这种不正常的免疫反应对机体产生损害而造成。一些支原体、病毒或细菌被认为是病原体，此外寒冷、潮湿、疲劳、营养、遗传、创伤、精神因素等，常与本病发生有关。患者以女性为多，常见于30~50岁之间。

【症状表现】

绝大部分病例是慢性的，急性的少于10%。

1. 急性患者表现为全身不适、寒战、高热、关节肿痛和白细胞增高，因此和风湿性关节炎不易鉴别。

2. 慢性患者的主要症状为关节疼痛，常表现为"多关节"性和对称性，早期时可能是转移性，以后渐变为慢性。最先受累的关节是近端的手指关节，关节肿痛和运动受限制。病变进行时，几个或全部手指关节均可波及。由于关节肿胀及其周围肌肉萎缩，近端指间关节呈典型的梭形肿大。由于肌肉痉挛，手指可由掌指关节处向外侧偏斜。此时，膝、肘、肩、脊椎等关节可同时或先后受累，关节呈现肿痛和局部发热，并有触痛和运动受限制。最后，可发生肌肉萎缩和关节畸形固定。病程表现为慢性进行，有长短不一的静止

骨科疾病

期和病势增重期,可长达数年之久。每发作一次,则关节受害加深一次,关节就变得更加强硬,最后患者完全丧失劳动力。此外还表现为皮下结节(常发生于肘、腕和手指关节等处皮下)、贫血和血沉率增快,急性患者,白细胞增加。

【中医治疗】

1. 土茯苓30克,忍冬藤15克,滑石、海桐皮、秦艽、薏米各12克,防己、杏仁、连翘各9克。水煎服。消热化湿,宣通经络。适用于热偏盛型类风湿关节炎,症见关节红肿疼痛、发热、口渴、舌苔黄、脉滑数。

2. 桂枝、白芍、知母、熟片、红花、皂角刺、狗脊、防风各10克,生地、地龙、骨碎补各20克,生黄芪、桑寄生各15克。水煎服,每日1剂。活经通络。主治类风湿性关节炎。症见肌肉关节疼痛肿胀,局部触之发热,但自觉畏寒,或触之不热,或自觉发热,全身低热或热象不显,舌红、苔黄白或黄白相间或少苔,脉弦细或细数。

3. 昆明山海棠干燥根200克,配白酒1000毫升,浸泡1周后服用,每日3次,每次10~20毫升,直至症状控制。

4. 浸洗疗法:葱、芥末粉、大麦,放入棉布袋中,浸入水中煮。而后用纱布或毛巾浸沾此汁液,敷于患处。葱有防止发炎的功用,也可以润滑关节的活动。患有类风湿关节炎而疼痛时,可以用此方。

5. 热敷疗法:热水袋、热盐袋或热土袋痛处热敷,或生川乌、生草乌、生南星、生半夏各等份,共研末,酒、蜜调和,趁热敷患处。

【食疗药膳】

桂心酒粥:桂心(研末)15克,好白酒50毫升,粳米100克。先以粳米煮粥,临熟加入白酒及桂心末,调匀。空腹服食。温阳散寒,止痛。适用于肾虚,寒痛,腰膝疼痛不可忍,遇冷加重,得暖稍减等症。

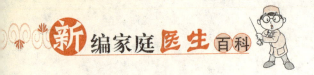

【健康提醒】

1. 尽可能避免寒冷、潮湿、感染、外伤、精神刺激等诱发因素。

2. 夜间睡觉时，应避免户外凉风直吹，不要让电风扇直吹身体，也不要在冷气房内赤身睡觉。不在屋檐、走廊、过道等风袭较强处停留休息。

3. 饮食要以富含不饱和脂肪酸及优质蛋白质、维生素和矿物质的食物为主。

4. 活动期发热、关节明显肿胀时应卧床休息，待急性症状或全身症状消退，关节腔积液消失，关节疼痛减轻，即可起床活动。

5. 采取综合治疗的方法，当患者血沉低于50毫米/时，体温在正常范围，急性活动期关节炎症消退，无论关节疼痛程度如何，均应在医护人员指导下进行必要的体质与关节功能锻炼，主动锻炼与被动锻炼相结合，以主动锻炼为主，并且要循序渐进。常用的运动疗法有：做医疗体操、作业疗法和日常生活活动训练。

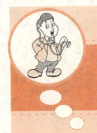

骨质疏松症

骨质疏松症是由多种原因引起的进行性全身骨钙量减少，骨皮质变薄，骨小梁减少，从而易于骨折的一种疾病。本病分为原发性和继发性，原发性除特发性外，分为Ⅰ型和Ⅱ型，Ⅰ型又称为绝经后骨质疏松，为高转换型，主

骨科疾病

要原因为雌性激素缺乏；Ⅱ型又称为老年性骨质疏松，为低转换型，由于年龄的老化。致病原因有多种因素，基本病理机理是骨代谢过程中骨吸收和骨形成的偶联出现缺陷，导致人体内的钙磷代谢不平衡，使骨密度逐渐减少而引起的临床症状。

中医的"骨痹"与本病类似。

【症状表现】

1. 疼痛：以腰背痛多见，占疼痛患者的70%～80%。疼痛沿脊柱向两侧扩散，仰卧或坐位时疼痛减轻，久立、久坐时疼痛加剧。

2. 身长缩短、驼背：老年人骨质疏松时椎体压缩，每节椎体平均缩短2毫米，身长平均缩短3～6厘米；另外，骨质疏松容易加剧第11、12胸椎及第3腰椎的负荷量，使脊椎前倾，背曲加剧，人则会形成驼背。

3. 骨折：这是退行性骨质疏松最常见的症状。

4. 呼吸功能下降：患者常出现胸闷、气短、呼吸困难等症状。

【中医治疗】

1. 补骨脂、木瓜、怀牛膝、山萸肉、菟丝子、熟地黄各15克，茯苓、泽泻、党参各10克，肉桂3克。水煎服，每日1剂。补益肾气，强筋壮骨。适用于骨质疏松，证属肾气亏虚，症见腰背疼痛，四肢倦怠，昼轻夜重，畏寒喜暖，纳差便溏等。

2. 当归、丹参、生乳香、生没药各20克，鹿角胶18克，穿山甲珠15克，红花10克。共研细末，每次服3克，每日服2次。黄酒为引。

3. 杜仲、胡桃肉、补骨脂、淫羊藿、干地黄、怀牛膝各12克。水煎服，每日1剂，分2次服。

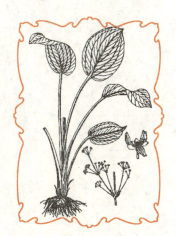

泽泻

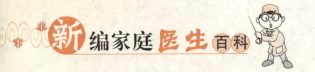

【食疗药膳】

羊脊骨粥：羊脊骨（连尾）1具，茯苓20克，补骨脂粉12克，粳米60克，葱、生姜、精盐各适量。羊脊骨洗净，剁碎捣烂，补骨脂研粉备用。取羊脊骨碎块及粳米放入锅中，加入适量水，煮至五成熟，加入茯苓、补骨脂粉，搅匀后继续煮至粥将成，加入葱、姜、精盐搅匀即成。分次温食。

【健康提醒】

1. 饮食应注意营养，适当多食富含钙、磷、蛋白质的食品，如豆制品、牛奶。

2. 坚持进行体育锻炼，多晒太阳。

3. 预防骨折，切忌跌跤，不要肩抬或手提重物，不宜做过多的弯腰动作。

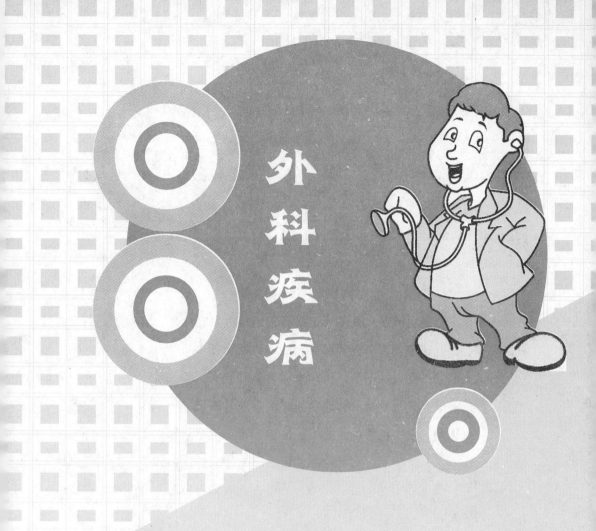

破伤风

破伤风杆菌是由破伤风杆菌外毒素导致的神经系统中毒性疾病。破伤风杆菌属革兰阳性厌氧菌,广泛地散布于泥土中,粪便中也含有该菌。单纯破伤风杆菌芽胞侵入伤口并不足以引起本病,必须要有其他细菌,或有异物如木头、玻璃等的碎片同时存在。破伤风杆菌仅孳长在厌氧伤口内,并不散播到别处,但该菌产生外毒素可致使神经系统中毒。当毒素作用于脑干和脊髓后,由于主动肌和拮抗肌二者均收缩,因而产生特异性的肌肉痉挛。本病以进行性发展的肌肉强直为特征,伴有发作性加重,如不及时治疗,死亡率在10%~40%左右。

【症状表现】

1. 潜伏期一般为2~21天。早期症状表现为嚼肌酸胀、张口不便、颈部活动不灵;继而出现嚼肌抽搐、牙关紧闭,有时发生吞咽困难,因面部肌肉抽搐而出现苦笑的表情,颈背部肌肉抽搐使躯干呈角弓反张;最后,全身肌肉发生阵发性抽搐。轻微的刺激(声、光或机械的)都能使病人发生强烈的抽搐。抽搐的次数愈来愈多,患者常因体力衰弱、窒息或肺部并发病而死亡。

2. 潜伏期较长、发病后病状较轻者,预后较好。起病后能维持到10天左右的患者,预后一般也较好。

外科疾病

【中医治疗】

1. 蝉蜕50克，天南星、明天麻各10克，全蝎（带尾）、炒僵蚕各7个。加水200毫升煎成100毫升，煎两次服，每日1剂，连服3日。每次服药前用黄酒为引冲服朱砂3克。如牙关紧闭，服药时可将口撑开徐徐灌入，或用鼻饲法。服后五心出汗为良好现象，否则预后不佳。

2. 天麻、防风、羌活、白附、南星、白芷各等份，研末，每服10克，温酒服下，并可敷患处。若严重者，则每服15克，童便送服。

3. 新鲜红蓖麻根每日200克，水煎，分次服。

【食疗药膳】

大蒜黄酒汤：大蒜、黄酒各适量。将大蒜和黄酒一起煮，将其煮烂之后，连同大蒜一起服下。祛风镇痉、清热解毒。适用于破伤风。

【健康提醒】

1. 对于被粪土污染了的深伤口，应注射破伤风抗毒血清以预防。

2. 平时进行自动免疫注射也很重要。对于1岁以内的幼儿和受伤机会较多的人，如可能时都需要注射。

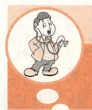

静脉曲张

静脉曲张是指身体某部位的浅静脉系统的迂曲、伸长和扩张。可单独致

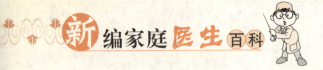

病,也可作为其他疾病的并发症出现,临床常见的类型有:腹壁静脉曲张、食管胃底静脉曲张、下肢静脉曲张等,其中胃底食管静脉曲张与腹壁静脉曲张常常作为肝硬化的并发症而出现。下肢静脉曲张可为单纯性(亦称原发性),又可作为继发改变,可继发于原发性下肢深静脉瓣膜功能不全、下肢深静脉血栓等疾病,其中又以原发性下肢静脉曲张最为常见。

单纯性下肢静脉曲张病变范围位于下肢浅静脉,大多发生在大隐静脉,少数合并有小隐静脉的曲张或单独发生于小隐静脉。发病原因为瓣膜功能不全,静脉壁薄弱和静脉内压力持久增高所致,多见于纺织工、售货员、交警、保安人员等经常从事站立工作的工作者。

【症状表现】

1. 早期多无明显症状。静脉曲张较重时,可见有下肢浅静脉蜿蜒扩张、迂曲;患者站立稍久,则可出现病肢酸胀、麻木、困乏、沉重感、易疲劳,平卧休息或抬高患肢后则上述症状可减轻或消失。其静脉的扩张迂曲等表现以小腿及踝部明显,常无肿胀,重者可见有静脉卷曲成团。

2. 病变发展至后期,若合并血栓性浅静脉炎,可见有局部疼痛、皮肤红肿、局部压痛等症状。病程长,静脉曲张较重者,足靴区皮肤可出现营养性变化,表现为萎缩、脱屑、色素沉着、湿疹、瘙痒及慢性溃疡形成等。

3. 常见的并发症有血栓性静脉炎、湿疹、溃疡、急性出血等。

【中医治疗】

1. 中医辨证以气滞血瘀为主的,临床可见有下肢筋脉肿胀屈曲、色紫黯或蚓行、伴有隐痛,站立时明显,或有乏力、下肢胀痛等症状,治疗上多以理气活血通络为主,可选用方药大黄䗪虫丸。

2. 中医辨证以血燥筋变为主的,临床可见有下肢筋脉肿胀迂曲,或膨大呈条索状,质韧,局部沉重,伴有瘙痒,色赤沉着等,治疗上可以养血润燥、舒筋解痉为主,可选用方药小活络丹。

外科疾病

3. 出现急性出血时，要抬高患肢，与水平线呈30°角以上，并用绷带等加压止血。如静脉破裂处清晰可见，则可缝扎止血。

【食疗药膳】

千年健酒：千年健10克，白酒500毫升。千年健当入白酒中，1周后即成。每次饮1小盅，每日2次。温阳利湿，活血通络。

【健康提醒】

1. 有单纯性静脉曲张家族史的人易于患病。此类人在儿童时期应进行适当的体育锻炼，增强体质。

2. 平日多作踝关节的屈伸活动，加强腓肠肌"泵作用"的功能。

3. 发生静脉曲张或湿疹后，绝对不可搔抓，以免引起曲张溃疡。

4. 可用弹力绷带绑腿或穿戴足球运动员使用的弹力护腿，以增加血液循环回流兼减轻症状，同时可减少因碰撞而引起出血、合并臁疮的机会。

痔　疮

痔疮是在肛门或肛门附近因为压力而伸出隆起的正常血管发生曲张，而形成一个或多个小肿块——痔核。位于肛门外括约肌内侧，且其表面覆以黏膜的痔核，称为内痔；在外括约肌外侧，覆以皮肤的痔核，称为外痔。有时

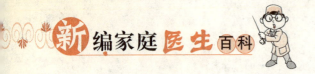

内痔和外痔混合在一起,则称为混合痔。痔疮多发生在青年和壮年。致病原因主要是由于肛门直肠的痔静脉回流发生障碍(如怀孕、便秘时用力使腹内压力增加或门静脉压力增高等)所致。

【症状表现】

1. 内痔的最早症状是便后滴鲜血,特别是粪便比较干燥时。以后在大便用力时痔核容易脱垂,但大便后能自动退回肛门内。最后由于痔核经常脱垂,而基部变长和松弛,即不易退回肛门内,病人因而有时须用手将其推回。时间更久的病例,甚至咳嗽用力时,也会出现痔核脱垂的现象。脱垂到括约肌外侧的痔核有时会发生绞窄而产生剧痛、水肿、发炎甚至坏死。如内痔经常流血,可以造成病人贫血。肛门指检不一定能摸到痔核,因此凡怀疑有内痔的人,应进行直肠镜检查。

2. 外痔一般常感肛门瘙痒不适,当其发生血栓时,则产生剧痛、压痛和局部发紫,并且排便困难。

【中医治疗】

1. 槐花、海蛤壳各30克,旱莲草、生地各15克,浙贝12克,黄柏、丹皮、枳壳各10克,当归尾6克。文火水煎,每日1剂,分2次温服。清热凉血、化痔解毒。主治痔疮,症见湿毒下注,阴伤血热妄行所引起的肠风下血或便后出血,或便前出血,或粪中夹血,血色鲜红者。肠中燥热,大便秘结者,除海蛤壳、浙贝,加熟军15克,决明子、火麻仁各30克;内痔出血甚者,加仙鹤草20克,侧柏叶10克;肛周脓肿,肿痛明显者,穿刺有脓者,除生地、旱莲草,加蒲公英30克,桃仁10克,穿山甲6克;年老体弱者,除黄柏,加生黄芪、山楂肉各30克。

2. 草决明20克,朱砂莲、煅牡蛎、马勃、黄柏各15克,甘草6克。布包马勃与他药同煎30分钟,去渣留汁内服,每日3次,每次约160毫升。清热解毒、活血止血、软坚收敛、消肿止痛。主治痔疮。

3. 用苦参、黄柏、五倍子、蛇床子，煎水熏洗，每日1~2次；也可用消痔散、五倍子散、九华膏等外敷或痔疮锭、痔疮宁栓等，睡前纳入肛门。

4. 提肛运动：全身放松，或坐或立或卧均可，摒弃一切杂念，有意收缩肛门，缓慢上提，就像强忍大便一样，意想把下陷之气提至丹田，然后放松，如此反复数次至数十次不等，一般每回做30次，每天做2回。可随时随地进行，办公时、乘车时、看电视时、走路时、休息时都可做，效果很好。

【食疗药膳】

白芨大蒜炖乌鲤鱼：白芨15克，大蒜3头，乌鲤鱼250克，精盐适量。乌鲤鱼去鳞、鳃及内脏，与大蒜瓣及白芨同放锅内，加水炖煮，熟时加精盐调味即可。每日1剂，连服数日。适用于湿热型痔疮，症见肛门坠胀灼痛，便血，大便干结，或有炎性溃疡，行走、咳嗽、劳累时加剧等。

【健康提醒】

1. 大便秘结是诱发痔疮的主要原因之一，因此平时要注意预防便秘。

2. 多饮水，多食蔬菜、水果以及富含纤维素的食物。纠正饮酒嗜好，少食辛辣等刺激性食物。

3. 排尿困难者应积极采取热敷、按摩、诱导等措施，必要时导尿。

4. 痔疮的发生与缺乏体育运动有一定关系，一般常见于固定在某一姿势工作的人，如久坐、久站等。因为由于长期处于一种体位，血液下行后，回流就比较困难，就容易瘀积于肛门周围，诱发痔疮。因此，长期久坐、久站者，应经常参加体育运动。

肠梗阻

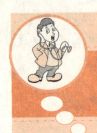

肠梗阻即肠有部分或全部被堵塞，使消化过程无法完成的一种症状。致病的原因有绞窄性疝、粘连性肠堵塞，或组织束缚（通常由先前的某种炎症或外科手术造成）等，也可能是由结肠癌等赘生物造成的。分为机械性肠梗阻和麻痹性肠梗阻。机械性梗阻又分为十二指肠、空回肠（小肠）及大肠梗阻。它由两种类型组成：单纯型和坏疽型。前者是血供未受影响，后者是肠段的动脉和静脉血流被阻断。麻痹性肠梗阻常与腹内膜或后腹膜的感染，腹内手术后，或肾或胸内疾病及代谢紊乱（例如低钾血症）有关。

中医属"腹痛"、"呕吐"、"便秘"等范畴，如病情发展，可出现厥脱证。

【症状表现】

1. 以腹痛、呕吐、腹胀、无排气、便秘为主要表现，阵发性或持续性加重。

2. 腹胀明显，可有压痛，肠鸣音亢进或消失，常可见肠型和肠蠕动波，有时可扪及肿块。

【中医治疗】

1. 蒲公英、生黄芪、党参、苍术、丹参、当归、枳壳、川朴各15克，姜半夏、熟大黄、炒内金各10克，炙甘草6克。文火水煎，每日1剂，分上、

外科疾病

下午温服。补气健脾,和血化瘀,清下通腑。主治肠梗阻。

2. 芒硝 20 克,生大黄、熟附子、枳实、厚朴各 10 克,细辛 3 克。温中散寒,缓急止痛。适用于肠梗阴,证属寒邪直中,症见突然腹中绞痛,可触及包块、疼痛拒按,恶寒,面色青冷等。

3. 大蒜 120 克,芒硝 30 克,共捣烂,敷于脐和疼痛最明显处,2 小时后取下,再以生大黄 60 克(研末),加醋 60 毫升调成糊状,敷于脐和疼痛明显处 6 小时。敷药前在皮肤上垫 2~4 层凡士林纱布做保护,避免大蒜对皮肤的刺激。

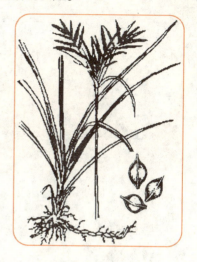

熟附子

【食疗药膳】

藕汁郁李仁蛋:郁李仁 8 克,鸡蛋 1 只,藕汁适量。将郁李仁与藕汁调匀,装入鸡蛋内,以温纸封口,蒸熟即可。每日 2 次,每次 1 剂。活血化瘀,消食化积。

【健康提醒】

注意饮食卫生,防治蛔虫症。有腹部外伤及腹部手术史者,应注意腹部锻炼和及时治疗,以防肠黏连的发生。

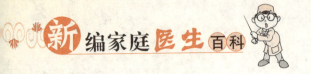

急性乳腺炎

急性乳腺炎以初产妇多见。多发生于产后哺乳期的乳汁瘀滞，或乳头被婴儿吸破，致病菌侵入乳管，引起乳腺组织的急性化脓性感染。致病菌主要为金黄葡萄球菌或链球菌。炎症如得不到及时治疗控制，易形成乳房脓肿。

中医属"乳痈"范畴，多因情志不舒，肝郁胃热所致。

【症状表现】

1. 因乳汁瘀滞所致者，乳房肿胀疼痛，并有界线不清的硬块，乳汁排出不畅，皮色或红或白，伴有发热恶寒、饮食纳呆、乏力等症。

2. 炎症浸润期：乳房增大，红肿胀痛，局部触摸有热、硬感，压痛。患侧腋窝淋巴结肿大、疼痛，伴有高热、寒战等中毒症状。

3. 脓肿期：乳房肿处呈持续状啄痛，如脓肿表浅，可摸到波动感。但深部的脓肿或较肥大的乳房，常不易摸到波动感，须行局麻穿刺方可诊有无脓肿形成。并伴有高热不退等症。

【中医治疗】

1. 柴胡、黄芩、半夏、牛蒡子、山栀、漏芦、王不留行各10克，连翘、夏枯草、栝楼、天花粉、当归各15克，金银花30克。疏肝清胃，通乳消肿。适用急性乳腺炎，证属肝郁胃热（初期），症见发热恶寒，乳房胀痛肿硬，乳汁不通，口干口苦，时有呕逆，纳物不香，倦怠等。回乳加焦山楂10克，炒麦芽30克；乳房肿痛甚者，加乳香没药各5克、赤芍15克。

2. 蒲公英12克，大贝母、炒归尾、苦楝子各9克，炙山甲片、炒延胡、赤芍、炙乳香、炙没药、制香附、酒炒怀牛膝、桃仁泥各6克，广木香、橘络、柴胡各2克，橘皮4.5克。上药加2小碗水煎汤，每日1剂，煎服，每日分2次。主治急性乳腺炎。

3. 葱白150克，麦芽60克，加水约500克煮沸20分钟，取渣包在白布内趁热循乳房向乳头反复擦搓，硬结处更需按摩，至乳房发红变软为度，每日2~3次。

4. 采用轻柔按摩乳房并配合热敷促进排乳，外敷仙人掌（捣烂）或用芒硝湿热敷，或外敷金黄散或玉露散，也可将六神丸捣碎外敷。

【食疗药膳】

豉粥：豆豉15克，葱白3根，薄荷6克，生姜片6克，羊髓100克，白米100克，精盐少许。先煎葱、姜及豉，后下薄荷；稍煎后去渣取汁，入米，再煮；候粥熟，下羊髓及精盐，搅匀即成。祛风，清热，解毒。适用于乳腺炎初起、局部红肿热痛，而脓尚未成者。空腹服，每日2次。

【健康提醒】

1. 女性产前常用毛巾、肥皂洗擦乳头，并用拇、食指捏拉乳头，使皮肤变得坚韧。

2. 哺乳期应保持乳头清洁，每次喂奶应使乳汁吸空。如吸不空或奶胀感，应用手挤或用吸乳器排空。

3. 乳头如被吸破，应及时治疗。

4. 患病期间要停止喂乳，清淡饮食，保持心情舒畅。

腹膜炎

腹膜炎是常见的外科急腹症，是腹膜壁层和（或）脏层因各种原因受到刺激或损害发生急性炎性反应。多由细菌感染，化学刺激或物理损伤所引起。大多数为继发性腹膜炎，源于腹腔的脏器感染、坏死穿孔、外伤等，如阑尾穿孔、肠穿孔或坏死、胃和十二指肠溃疡穿孔、胆囊穿孔、腹部穿透伤和内脏破裂、肝脓肿穿破或女性生殖器官炎症的扩散等。表现为腹膜炎三联征，即腹部压痛、腹肌紧张和反跳痛，以及腹痛、恶心、呕吐、发烧、白血球升高等，严重时可致血压下降和全身中毒性反应，如未能及时治疗可死于中毒性休克。部分病人可并发盆腔脓肿，肠间脓肿、和膈下脓肿，髂窝脓肿、及粘连性肠梗阻等并发症。

【症状表现】

1. 局限性腹膜炎：如果病灶的炎症向腹膜腔扩散的过程较慢，则病灶及其附近的腹膜于受到炎性刺激后，即产生炎性渗出物而形成黄白色苔膜，将病灶及其附近部位遮盖，并促使肠曲、大网膜和其他器官迅速与病灶黏连，将炎症包围局限，形成炎性肿块。如果炎性肿块接近前腹壁，则往往有肌肉紧张、明显触痛，并可摸到界限不清楚的肿块。如脓肿在盆腔内，则病人可能有尿频和排尿疼痛，并有腹泻、里急后重和大便有黏液，直肠或阴道检查时，常可发现有触痛的肿块。如脓肿在膈肌下，虽然不能摸到肿块，但病人

外科疾病

往往有季肋部、胸下部疼痛和患侧肩部的反射痛，病灶部位的胸壁也常常有触痛。

以上所述的是局限性腹膜炎形成脓肿的大致情况。如果经过3～5天的治疗，体温、脉搏和白细胞计数不下降，炎块不变小，疼痛和触痛不减轻，全身情况无好转，则应考虑送往医院切开排脓。

2. 弥漫性腹膜炎：是由于脓液或消化道的内容物突然进入腹膜腔所引起。最典型的例子是胃或十二指肠溃疡急性穿孔。这时剧烈的疼痛很快由病灶向整个腹部扩散，满腹都有触痛，全部腹肌强直，腹壁呼吸运动消失，肠鸣音减少或消失。患者下肢弯屈，身子不愿翻动，脉搏呼吸增快，体温逐渐升高。由于腹膜广泛地受到刺激，则发生肠管麻痹而引起麻痹性肠梗阻，此时肠内逐渐充满液体和气体，于是出现腹胀、呕吐，不排大便也不排气，甚至排尿也有困难。这时腹肌强直和触痛的现象逐渐减轻，疼痛变为钝痛和胀痛。由于不能进食、高热、失水、酸中毒、毒素的吸收、炎性的不断发展，以及中枢神经系统和身体的各重要器官都处于抑制状态，病人极度衰弱。病情逐渐严重，病人表现精神抑郁、眼球内陷、出冷汗、尿少、体温和血压下降，最后神志昏迷而死亡。

极少数的病人，由于机体抵抗力强，治疗和护理工作做得好，则弥漫性腹膜炎逐渐趋于局限，在不同的部位形成多个脓肿，经过切开引流，可以痊愈。

【中医治疗】

1. 生地、赤芍、当归、川芎、桃仁、红花、牛膝、桔梗各12克，柴胡、枳壳、甘草各6克。水煎，每日1～2剂，分次服。活血行瘀，行气止痛。适用于急性腹膜炎，证属气血骤闭型，症见骤然剧烈腹痛，迅速累及全腹，压痛、反跳痛明显，拒按，腹硬如板，肝浊音界缩小或消失，肠音减弱或消失，汗出肢冷。

2. 生大黄、枳实、厚朴、芒硝各12克，赤芍、桃仁、乳香、没药、山甲各10克，皂刺15克。水煎，日服1～2剂，分次服。通里攻下，泻火解毒。

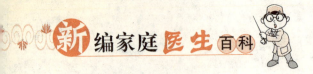

适用于急性腹膜炎，证属实热型，症见发热恶寒，呕吐恶心，便秘溲赤，持续腹部剧痛，腹胀拒按，压痛、反跳痛明显，腹肌紧张，肠鸣音减弱或消失，舌红绛，苔黄糙，脉洪数。

【食疗药膳】

荔枝核蜜饮：荔枝核30克，蜂蜜20克。荔枝核敲碎后放入砂锅，加水浸泡片刻，煎煮30分钟，去渣取汁，趁温热调入蜂蜜，拌和均匀即可。早晚分2次服。行气散结，祛寒止痛。

【健康提醒】

1. 应及时治疗可能引起腹膜炎的腹腔内炎症的原发病，保持精神舒畅，避免诱发因素。

2. 少量多餐，避免吃生冷、刺激性食物，饮食要有规律；避免重体力劳动；腹部不适时尽快复诊。

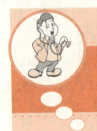

急性阑尾炎

急性阑尾炎是腹部常见的疾病，由于阑尾是盲肠上的一小段盲管，管腔狭小，容易发生阻塞和发炎。可分为单纯性、化脓性、坏疽及穿孔性和阑尾周围脓肿等类型。多发生于青壮年，为多种细菌的混合感染。致病菌为大肠

外科疾病

杆菌、肠球菌和厌氧菌。

【症状表现】

1. 起病时，常常是脐部或上腹中部突然发生持续性疼痛，伴有恶心和呕吐。数小时后，疼痛转移到右下腹。起病之初，食欲减退，体温脉搏大都正常，白细胞计数正常或略增高。在阑尾部位有深部触痛，但右下腹一般没有肌肉紧张。以后，如果炎症逐渐消退，则疼痛很快消失（但局部触痛消退较慢，常需3～5天才完全消除），患者痊愈。

2. 如果炎症向阑尾的浆膜层发展，并在其周围产生浆液性渗出物时，则阑尾部位的触痛就更明显，右下腹壁肌肉也出现紧张，患者常将右侧大腿弯曲，此时体温、脉搏都稍有增加。如果此种病变过程发展较慢，则阑尾的炎症就被大网膜和阑尾周围的肠曲所形成的黏连所局限。通常在起病后1周左右，在右下腹可以摸到边缘不清的炎性肿块。此种肿块，可以是炎症性的肿胀块，其中包含极少量的脓液；也可以是阑尾的穿孔、坏疽和严重化脓所形成的脓肿。

3. 如果阑尾的炎症过程发展很快，则在起病后1～2天内就可能发生坏疽或穿孔，由于此时包围性的黏连尚未形成，就会引起弥漫性腹膜炎。此时病人自觉下腹部或全腹都有剧烈疼痛，腹部呼吸运动受限制，触痛和肌肉紧张的程度及范围也随之增加，肠鸣音减少或消失，体温、脉搏和白细胞总数及多形核白细胞计数都增高。这时应立即进行剖腹手术，否则大多数病人即不能被挽救，而仅有较少数的病人可在腹膜腔内不同的部位形成局限性脓肿。

4. 儿童急性阑尾炎时，病程发展较快，腹痛转移到右下腹的病史很难询问出来；发病后可能有多次呕吐；脉搏增快和体温升高都出现较早，而且也较明显。

5. 老年人由于一般反应都较迟钝，因而疼痛和腹部体征的出现可以不大明显，甚至已有穿孔和化脓而腹肌并无强直。老年人和儿童因有上述特点，故临床诊断时应特别警惕，以免延误诊断和治疗。

【中医治疗】

1. 大黄7.5克，朴硝15克（冲服），连翘40克，桃仁、冬瓜仁各25克，西归20克，丹皮15克，双花10克，枳壳、桔梗、甘草各5克。加水300毫升煎成100毫升，煎2次服用，每日1剂，连服3～5天。

2. 巴豆、朱砂各0.5～1.5克。研细混匀，置膏药上，贴于阑尾穴，外用绷带固定。24～36小时检查所贴部位，皮肤应发红或起小水泡，若无此现象可更换新药。退肿疗疮，清热安神。主治急性阑尾炎。

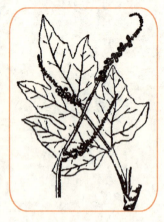

大黄

3. 薏米50克，冬瓜子25克，丹皮、桃仁、紫花地丁各15克。上药加水300毫升煎成100毫升，煎两次合服，每日1剂，连服3～5天。

【食疗药膳】

薏米粥：薏米50～100克。以清水将薏米煮烂，稀稠适度，分1～2次服食，每日1剂。适用于急性阑尾炎恢复期食用。

【健康提醒】

1. 饮食有节，避免暴饮暴食或食后剧烈运动，加强体育锻炼，增强体质，预防肠道寄生虫感染。

2. 观察期间禁用止痛剂。

3. 术后当天禁食，1～2日胃肠功能恢复，肛门排气后可进流食。

4. 轻症病人于手术当日可下床活动，重症病人应及早下床活动，以促进肠蠕动恢复，防止肠黏连发生。

外科疾病

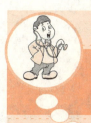

前列腺炎

前列腺炎是多种复杂原因和诱因引起的前列腺的炎症、免疫、神经内分泌参与的错综的病理变化，导致以尿道刺激症状和慢性盆腔疼痛为主要临床表现的疾病，是成年男性最常见的疾病。20～40岁发病率最高，往往继发于体内感染病灶（尿路感染、精囊炎、附睾炎），但同时又是其他泌尿、男生殖系感染的根源，也可能与季节、饮食、性活动、职业、社会经济状况以及精神心理因素等有关。急性前列腺炎较少见，多为潜在性慢性前列腺炎。

【症状表现】

1. 急性前列腺炎

（1）症状：发病急起，全身不适，恶心呕吐，尿频、尿急、尿痛，偶尔排尿困难，终末血尿等，临床上以急性尿路感染为多见。

（2）体征：直肠指诊，前列腺肿大，压痛明显，如有波动感，已属前列腺脓肿。

2. 慢性前列腺炎

（1）尿道症状：尿道经常有白色黏液分泌，排尿与大便后尿道内不适，偶尔有轻度尿频，排尿不畅。

（2）局部症状：会阴胀感、肛门下坠、耻骨上隐痛，腰背酸痛放射到腹股沟、睾丸及大腿。

(3) 性机能：性欲减退、有射精痛、早泄、阳痿、血精或遗精。

(4) 全身症状：头昏、失眠、乏力。

(5) 直肠指诊：前列腺大小正常，也可稍大或稍小，其硬度增加或有结节，并可有压痛。

【中医治疗】

1. 柴胡10克，白蒺藜、当归各12克，白芍、白术、茯苓各15克，炙甘草6克。水煎服，每日1剂，早、晚2次，饭后温服。4周为1疗程。疏肝解郁。主治慢性前列腺炎。

2. 猪苓、黄莲、莲须各60克，茯苓30克。水煎服，空腹时温酒送服。固本澄源，清热利湿。主治前列腺炎湿热下注而致白浊绵绵不绝症。

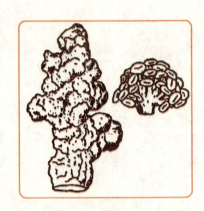

猪苓

3. 取一个干净盆，倒入40℃~42℃的热水，水的深度为盆高的1/2；排净尿液和大便后，坐入盆中，使会阴部完全浸没在热水中，每次坐浴20~30分钟，每日1~2次。坐浴时要注意保持水温，要坚持长期坐浴。

4. 按摩：慢性前列腺炎可作前列腺按摩，每周1次，约4~8次为1疗程。

【食疗药膳】

参芪枸杞粥：党参、黄芪各30克，枸杞子10克，粳米100克。将前3味加水煎取浓汁，对入粳米粥内，再煮一二沸即成。每日1剂，2次分服。健脾补肾。适用于脾肾亏虚前列腺炎。症见小便有余沥、量少而不畅、排尿乏力、神疲、纳呆、腰膝酸凉等。

外科疾病

【健康提醒】

1. 急性炎症期应休息，多饮开水。

2. 禁饮酒，特别是禁饮烈性酒；忌食葱、蒜、辣椒、韭菜之类的辛辣食物。

3. 注意房事，既不宜房事过度，也不能忍精不泄，最忌性交中断、强忍不射精或频繁手淫。

4. 及时治疗尿路感染或其他感染性疾病，也有益于前列腺疾病的防治。

5. 慎避寒温侵袭；锻炼身体，增强体质，生活有规律。

6. 避免长时间骑自行车或过多参与骑跨动作的运动项目。